胡希恕医学全集

六经辨证解温病

——胡希恕温病条辨讲义

胡希恕◎著

中国中医药出版社

·北京·

图书在版编目（CIP）数据

六经辨证解温病：胡希恕温病条辨讲义 / 胡希恕著 . —北京：中国中医药出版社，2015.1（2023.8重印）

ISBN 978-7-5132-2385-0

Ⅰ . ①六… Ⅱ . ①胡… Ⅲ . ①温病条辨 Ⅳ . ① R254.2

中国版本图书馆 CIP 数据核字（2015）第 016466 号

中国中医药出版社出版

北京经济技术开发区科创十三街31号院二区8号楼

邮政编码 100176

传真 010-64405721

三河市同力彩印有限公司印刷

各地新华书店经销

开本 710×1000 1/16 印张 17.25 字数 203 千字

2015 年 1 月第 1 版 2023 年 8 月第10次印刷

书号 ISBN 978 - 7 - 5132 - 2385 - 0

定价 52.00 元

网址 www.cptcm.com

服 务 热 线 010-64405510

购 书 热 线 010-89535836

维 权 打 假 010-64405753

微信服务号 zgzyycbs

微商城网址 https://kdt.im/LIdUGr

官 方 微 博 http://e.weibo.com/cptcm

天猫旗舰店网址 https://zgzyycbs.tmall.com

如有印装质量问题请与本社出版部联系（010-64405510）

内容提要

　　本书是现代著名经方家、北京中医药大学东直门医院教授胡希恕先生以"六经—八纲—方证"的伤寒理法，用"按语"的方式评说《温病条辨》上中下三焦篇章。虽是一家之言，但极具启示意义。是"以伤寒解温病"的代表力作。

　　胡希恕先生处处以伤寒临床家的角度对《温病条辨》进行解读，在本书按语中明确提出"为病的阴阳表里虚实，仲景乃括之以六经，树立了中医学特有的病理生理学的大纲"。上焦篇第二十三条，胡老则直言不讳："若治亦只有白虎重加人参一试，东垣清暑益气汤又何足以当之。又于猛恶温热证，则必须急下其热，我每用炙甘草汤去桂姜参枣，加大量石膏、大黄，为益津下热之治，极验，学者可试之"。中焦篇四十二条，胡老单刀直入："潮热、呕恶、烦渴、汗出、胸痞、自利等证，明是阳明少阳并病之属，用小柴胡汤治之乃佳。所出杏仁滑石汤，与证不大合拍。"

　　原书系油印本，所引《温病条辨》版本为问心堂版本（增加"补秋燥胜气论"），且只选取最精华的上中下三焦篇章，删去序言、凡例及原病篇、杂说、解产难、解儿难及文中所夹朱评、汪按、征按。

《胡希恕医学全集》总序

胡希恕先生（1898—1984）是现代经方大家，我们学习和整理其著作已走过40余年历程。值此胡老诞辰120周年前夕，我们编辑、刊出《胡希恕医学全集》以飨读者。

想当初，跟随先生抄方、聆听先生讲课、抄录先生笔记一段时间后，我们似感已了解老师学术的全部内涵。但随着学习的深入，我们才渐渐感悟到，自己对老师学术思想的认识、对经方医学的认识，尚只"登堂"，并未"入室"，这在我们已整理出版的胡老系列著作上有所体现。

早期，我们整理了胡希恕先生的临床验案及主要学术思想，发表于国内外期刊；并整理了胡老对《伤寒论》研究的笔记、胡老讲课录音等，出版了《经方传真》（初版）、《中国百年百名中医临床家·胡希恕》等，初步认识到胡希恕先生提出的"《伤寒论》的六经来自八纲"学术思想，理解了为何日本学者经考察后做出"胡希恕先生是有独特理论的、著名的《伤寒论》研究者、经方家"的高度评价。

胡希恕先生的著作刊出后，受到国内外医界的关注和热评，尤其是他提出"《伤寒论》的六经来自八纲"的思想，震撼了国内外医界，甚至被盛赞为"开启了读懂《伤寒论》的新时代"！随着医界同仁对胡老学说的重视，我们也进一步深入学习和探讨胡老学说的"学术轨迹"。2006年，我们看到了胡老更多的手稿笔记，并惊奇地发现：胡老于1982年讲完《伤寒论》《金匮要略》原文后，在病重期间还继续修改其"经方笔记"（如对《伤寒论》第214条进行了重新注解）。最值得注意的是，胡老对《伤寒论》第147条、148条的注解，不同时期的差别很大：1983年胡老对这两条的认识，与1982年的认识有明显不同。随后，我们再翻看胡老其他年代的相关笔记，竟然发现胡老对这两条的认识，大约10年就有一个变化！

对手稿笔记不厌其烦地反复修改，突显了胡希恕先生治学态度的严谨、对经方研究的执着，亦使我们通过胡老的"修改痕迹"，看到了经方医学发展的"学术轨迹"。《伤寒论》的每一条文、每一方证，均来自于临床的反复实践，是几代人、几十代人诊疗历史的循证结果。后来，我们通过对相关医史文献的学习，更加明确了胡希恕先生所倡导的经方体系、被赞誉的"独特理论"，是与以《内经》为代表的医经理论体系不同的经方医学。因此，我们又重新整理了先生的有关著作，出版了《经方医学：六经八纲读懂伤寒论》《胡希恕伤寒论讲座》《胡希恕金匮要略讲座》等多部著作。

通过几十年的整理、学习胡希恕先生的学术思想，我们明确了"《伤寒论》的六经来自八纲"的核心观点，理解了"六经是如何形成的"这个疑难谜题。通过进一步的学习和临床，我们在学术观念上有了重大突破，更加明确地提出：中医自古就存在两大医学理论体系，即以《内经》为代表的医经体系和以《伤寒论》为代表的经方体系。

值此胡希恕先生诞辰120周年前夕，我们经过反复研讨、精心编辑，终于推出《胡希恕医学全集》。全集重在整理胡希恕先生对经方医学的理论阐述和临床应用（含医案解析），尤其侧重胡老对《伤寒论》《金匮要略》条文的注解、对经方方证的研究。全集包罗万象、精彩纷呈：有以胡老讲课录音为主者，有以胡老手稿笔记为主者，还有录音笔记结合、胡老弟子整理的"精华版"，从各角度、各方面系统完整地反映了胡老对经方的研究成果和临床经验。需要说明的是，全集所刊内容，原则上以胡老笔记和授课的原始记录为主，以便体现胡老原原本本的学术风貌。至于我们作为胡老亲授弟子对胡希恕学术思想的理解和注释，则以"解读"或"编者按"的方式进行附加说明。

全集试图展现胡希恕先生长期研究经方的思想历程，体现不同时期、不同阶段胡老对经方的认识。当然，全集之中的"解读"篇章，亦体现了胡老弟子继承和弘扬经方医学的心路历程。我们在继承胡老学说的基础上，也做了一些新的学术探讨：如在《胡希恕病位类方解》的基础上，我们探讨了如何把胡老对经方按照"表、里、半表半里"分类，进一步全部按照"六经"分类。后来，以"经方六经类方证"为特色的《经方传真（修订版）》出版后，受到了国内外经方同仁的青睐与好评，这使我们倍受鼓舞，促使我们更加精细地对《伤寒杂病论》的六经和方证进行新探讨。当然，我们对胡老学说所做的整理工作还有很多不足之处，对经方医学的研究尚待进一步深入。每当我们因工作疲劳，稍显倦怠之时，胡希恕先生严谨治学之语就在耳边响起——每每有人劝说胡老出书时，胡老总是说："我还没考虑好，等考虑好后再说吧！"

此次，我们编辑出版《胡希恕医学全集》，其目的除了让我们能够系统、完整地学习胡希恕"六经-八纲-方证"经方医学体系外，还希望广大读者能够通过全集有所感悟：胡希恕先生研究经方的成果，只是经方医学发展过程中的一小部分。对《伤寒杂病论》乃至"经方医学"的深度研究，需要下大力气进行继承和弘扬。"经方医学"仍然存在许多问题亟待研究、探讨和突破，需要一代又一代医家进行理论思考和临床实践！

让我们努力做一代经方传人吧！

冯世纶

2016 年中秋

编辑的话

谨守病机：六经—八纲—方证
——我们为什么要出版《六经辨证解温病——胡希恕温病条辨讲义》

胡希恕（1898—1984），中国现代杰出的经方临床家、思想家、教育家。"谨守病机派"的代表胡希恕先生，与"脏腑经络派"的代表刘渡舟先生、"方证药证派"的代表叶橘泉先生，构成中国现代伤寒学术史上的三座高峰。胡希恕先生精于仲景学说，也对内经、温病等各家学说多有涉猎，能够伤寒温病融会贯通（本书即以"伤寒理法"通解《温病条辨》）。

胡希恕先生谨守"六经、八纲、方证"三个层次的病机，通解《伤寒论》《金匮要略》《温病条辨》，以临床疗效卓著而广受赞誉。胡老生前留下三部代表性的作品：讲述《伤寒论》的录音、讲述《金匮要略》的录音、油印本《温病条辨讲义》。

不少读者认为：经方家胡希恕先生以"方证是辨证的尖端"的名言而享誉中医界，堪称"方证对应"学派的代表人物。其实，"方证对应"只是胡希恕先生"六经—八纲—方证"整个辨证体系的三分之一。胡希恕先生关于"方证是辨证的尖端"表述的原文是"辨方证是六经八纲辨证的继续，亦即辨证的尖端"。

胡希恕先生的辨证体系为"六经、八纲、方证"三个层次。

胡老所概言的"八纲"，"虚实"之中已经包含了"气血津液"之虚实，"表里"之中已经包含"半表半里、脏腑经络"，并非现行教材"不言气血津液、脏腑经络"的八纲定义。

胡老所说的"六经"定义，与现行传统《伤寒论》教材体系略有不同。

一般教材按照"脏腑经络"来划分六经，而胡希恕先生则以"八纲"来划分六经。

病位　　　病情	表	里	半表半里
阳（偏热）	表阳证／太阳病（又分为：表实、表虚）	里阳证／阳明病（又分为：里实、里虚）	半表半里阳证／少阳病
阴（偏寒）	表阴证／少阴病（又分为：表实、表虚）	里阴证／太阴病（又分为：里实、里虚）	半表半里阴证／厥阴病

胡希恕先生以寒热为主定阴阳，认为：热（实热、虚热）则必为阳证，寒（虚寒、实寒）则必为阴证。当不偏寒、不偏热的时候，则以虚实定阴阳（实为阳证、虚为阴证）。

与传统教材略有不同的是：胡老定义的"太阴病（里阴证）"，即传统教材所谓"太阴病与少阴病"；胡老定义的"少阴病（表阴证）"，即传统所谓"太少两感"（太阳病与少阴病合病）。除此以外，胡老还把传统六经所兼夹之气滞、血瘀、水湿、痰饮、食积和阳虚、气虚、阴津虚、血虚，亦合并到六经本证。如认为"里水证"水性偏凉而可归属六经"太阴病"。

需要向读者特别提醒的是，六经是为了确定辨证的大方向，假如对病性病位、方证药证都能直接辨析出来，则"六经名称本来可废"（胡希恕语，见《中医临床家胡希恕》，中国中医药出版社）。不过，临床中很多复杂错综的疾病，尤其需要运用六经辨证来"独上高楼，望尽天涯路"。胡希恕及其亲传弟子冯世纶教授，对于六经的界定，有着自己独特的理解，有些与现行教材体系"名称表述"不尽一致，但对于"病机实质"的认识却并无二致。比如，对于五苓散证，现行教材多以"太阳蓄水证"名之，认为其病机为"水蓄膀胱兼有表证未除"。胡希恕、冯世纶教授则认为五苓散证有表里证，应该属于太阳太阴合病（水性偏凉可归属太阴病）。而且冯世纶教授还根据临床实践，认为水蓄日久则容易郁而化热，因此，五苓散证亦常兼阳明病（水郁化热）。所以，冯世纶教授在临床中常把五苓散证归属"太阳太阴阳明合病"。希望读者不要拘泥于六经的"名称表述"，而要借助胡老、冯老特定的六经名称，探究背后的"病机（含方证）实质"，以便让自己的辨证论治更加精细准确。

曾经跟随刘渡舟、胡希恕、许振寰三位名家学习中医的单志华，在《我的老师》一文中，如此追忆胡希恕先生：

在跟随刘老（编者按：即刘渡舟先生）攻读中医经典著作期间，1982年初夏，一个偶然的机会，让我有幸结识了中医药大学东直门医院的另一位名老——胡希恕老先生。

记得父亲（编者按：作者的父亲单玉堂先生，北京中医学院针灸名家，著有《伤寒论针灸配穴选注》）当时患肺心病住院，病情发展出现肾积水，导尿失败，医生提出用麝香外敷肚脐，借其芳香开窍之力或许有效，于是院方派人去山西讨回一点上好的麝香给父亲用上，果然尿液点滴而出，可是也就这样了，终未能解决问题。

父亲病情在恶化，高烧、神志昏迷、大小便闭塞不通，已出现心衰合并肾功能不全。院方邀请中医药大学的六位名老中医（包括董建华、王绵之、我老师刘渡舟、胡希恕、赵绍琴、杨甲三）会诊，有位名老提出心衰合并肾功能不全当以扶正为主，先保心肾，控制住病情。

84岁的胡老诊完舌象脉象后，提出一个与众人截然不同的"峻剂攻下"法并处方案，还说："小大不利治其标"，必须先解决大小便问题——这就是救人。态度非常果断。众名老念其年事最高，便都依了。但大家都捏着一把汗。服药到第二天，奇迹发生了：大便5次，开始排尿。到第5天，尿量已达正常，肾积水消失，父亲开始下地活动……

后来刘渡舟老在胡老著作的序言中写道："每当在病房会诊，群贤齐集，高手如云，惟先生能独排众议，不但辨证准确无误，而且立方遣药，虽寥寥几味，看之无奇，但效果非凡，常出人意外，此皆得力于仲景之学也。"

就这样，一周后父亲出院了。为表达谢意，父亲准备了两瓶茅台酒让我送给胡老。老人家那会儿住在东直门医院宿舍——一个小两居室，采光也不太好。

记得那是一个午后，大约3点半的时候，估计老人家午睡已醒，我携礼登门致谢。胡老连连摆手说："你父亲就是太客气，没这个必要嘛！"我说这是家父的一点心意，还请胡老笑纳。

落座后，我见桌子上摆着围棋盘，还有布局的棋子，便问胡老：您在跟谁下棋？胡师母在一旁回答：他是自己跟自己下。

有这等下法？我感到奇怪。

胡老问我会下围棋吗？

我说只学了一点点，谈不上会。

胡老说：祖宗发明的围棋不仅是娱乐，也是医生看病不同阶段的一种演示，我自己跟自己下，考虑的是用药如用兵，怎么开局，怎么落子、布阵，这里头辗转腾挪，显尽机巧，是为轻灵一路；另一面，走坚实一路，步步为营，渐展威风。棋局经常会纷繁缭乱，但心绝不能乱。看病如下围棋，要有识有胆，胆识俱备。

我痴痴地听着，这不就是陆游所说的"工夫在诗外"吗！

当胡老了解到我在学中医时，便说：我现在每周末给内科医生们还有留学生讲《伤寒论》，你如果愿意，就来听听吧。我跟他们说一声就是了。

于是我每周末去听胡老讲课，带一个日本产的松下"板砖式"录音机，连听带录，回到家就整理笔记——整整记录了两大本，这真是我意料之外的又一大收获！

胡老的传授让我实实在在地学会了"读经典"的思维方法，知道什么叫"读书"了。如此坚持了一年，直到1983年夏秋之交，胡老病重住院为止。

胡老先生密切结合临床讲解《伤寒论》，每发真知灼见，我时有振聋发聩之感！老人家已近85岁高龄，但思维敏捷，颇有口才。讲《伤寒论》的篇章结构，气势高屋建瓴；而具体到每一条，甚至每一个字，又毫发毕现，细致入微。真的，太精彩了！

试举一例（一般读者可绕开此段比较专业的文字）：

《伤寒论》第31条经文：太阳病，项背强几几，无汗恶风，葛根汤主之。译成白话就是：感冒出现的表证，如果出现脖颈后背发僵不舒展，加上没有汗、怕风的症状，用葛根汤治疗。

就这17个字，胡老讲：葛根汤的组成即桂枝汤加麻黄、葛根，为何以葛根名汤？是张仲景为了突出"项背强几几"这一主要症状，再从葛根汤的用量上看，葛根四两，麻黄三两，桂枝二两，依次主治项背强、无汗、恶风，与经文先后顺序一致。这是一层意思。

第二层意思：冠以"太阳病"是提醒医家此病还处在感冒的表证阶段，类型可以是"伤寒"，也可以是"中风"。但太阳病见"恶风"，又颇像桂枝证，然桂枝证是"汗出"，此是"无汗"，何意？本条经文以"恶风"代替太阳病的恶寒，反映出表证有化热苗头（风为阳邪），但尚未形成热象。

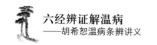
第三层意思：无汗与恶风相连，含义深邃，这是表证渐趋化热的动态描述。同时，首揭"太阳病"，煞尾用"葛根汤主之"，恰是太阳病将入阳明病（或者阳明里证外合太阳表证）的一个过渡阶段。

总之，张仲景这17个字告诉医者：此三个症状，"项背强几几"是为突出主证而设，故列为一；"无汗"反映出病起于"伤寒"或者说属麻黄证，但病势在变化，已渐渐失去表"寒"之典型征象，而出现化热之"恶风"，想必张仲景在此动了一番脑筋，故起首曰"太阳病"，而不曰"伤寒"。这是经文的含义。

运用到临床上，大凡项背僵直不柔和的病人，如颈椎病、颈性头痛、眩晕、背痛等等，都可以考虑用葛根汤为主加减治疗……

一部《伤寒论》398条，基本上条条如此，老人家就是这样讲。

胡老才华横溢，一专多能。早年毕业于北京通才商业专门学校（即北京交通大学前身），后担任哈尔滨市电力公司会计股股长，市政局公署营业股股长。还在辽宁省立中学担任过英文教师。日本侵略中国，胡老拒绝为日本人服务，于1936年逃到北京，凭借早年拜师学的中医，于新中国成立初期，与陈慎吾等名医共同办学，传授中医学术，填补了这一阶段我国中医教育史的空白。

胡老一生淡泊名利，治学非常审慎，他的大量医学手稿总是根据临床所得一遍又一遍地反复修改，生前没有出版过一本论著。然而唯一在60年代发表的一篇题为《伤寒的六经论治与八纲的关系》论文，给了医学界一个不小的震动，《人民日报》给予高度评价，认为是"历代医家缺乏论述的难题"。

胡老于1984年初春病逝。

在他病逝15年后，他的大量手稿由老人家的弟子们陆续整理出版问世，他的独特又自成体系的学术观点大大震撼着中医界。

门里人都知道，在中医四部古典医著中，《伤寒论》是最硬最难啃的一块骨头，它是衡量一个中医水平能力的一把尺子。自宋金·成无己首开其端为《伤寒论》作注解以降，历代医家趋之若鹜，大致分类有三：维护旧论派、错简重订派、辨证论治派。据粗略统计，为《伤寒论》作注解者，不下 500 家。从学术繁荣的角度看，可以说蔚为大观。但从临床学以致用的角度看，则大失仲景本意。使一部活泼泼的《伤寒论》变得扑朔迷离，雾障重重。

　　我们都说中医的精神实质在于辨证论治，如果不能将《伤寒论》有效地应用于临床，那么中医就彻底失去了它的阵地，辨证论治四个字就是形同虚设的空架子。

　　胡老在病逝二十八年后，又被中医界同道缅怀并大力宣传，除了证明老人家学术上的货真价实外，也凸显出胡老的理论勇气和中医教育家的过人才华。他对《伤寒论》的深透领悟和自成体系的学术思想，不能不说是对仲景学说的历史性贡献。

　　比如中医的脉学，自晋朝太医令王叔和的《脉经》问世以来，历代奉为圭臬，迨至明朝李时珍《濒湖脉学》问世，虽以四言诀、七言诀的形式易学易诵，朗朗上口，但与临床脱节，壅赘繁琐，较之仲景脉学已属南辕北辙。胡老在研究《伤寒论》的同时，结合数十年的丰富临床经验，认真系统地研究了张仲景脉法，撰写出《脉学概论》一稿，老人家秉长沙遗风（注：张仲景曾做过长沙太守），返博为约，执简驭繁，质朴实用，惟求实效，同时又有很强的理论性、思辨性。他身在学院，却没有学院派的某些陈腐气，而是推陈出新，别开生面而鹤立鸡群。有学者甚至评价为：胡希恕先生是继清朝伤寒大家柯韵伯之后 200 年来又一位有着独特理论体系的伤寒界经方大家。

　　如果说刘老（编者按：指刘渡舟先生）在学术上使他的学生脱俗

变质、由石变玉的话，那么胡老（编者按：指胡希恕先生）则是把这玉雕琢成器。

为方便读者学习，胡老提出了辨证论治的大致顺序，先辨六经、再辨八纲（可细化至气血津液、脏腑经络）、后辨方证。但在实际运用中，作为辨证论治的三条路径"六经、八纲、方证"，从哪条路径进入辨证之门均可，不必拘泥于先后顺序。但无论从哪条路径入门，均要对三条路径全部考虑，互参互校，才能使得辨证尽可能精准无误。

在中医学派中，六经辨证伤寒派、卫气营血（与三焦辨证）温病派、脏腑标本易水派、病机气宜河间派等，均为独立而完整的辨证体系。这就意味着，既可以六经辨证解温病，也可以卫气营血解伤寒（当代医家姚梅龄教授对此颇有研究），还可以脏腑标本与病机气宜互解互释（伤寒大家陈慎吾对此有所专论）。本书即是伤寒大家胡希恕先生以"六经辨证（六经—八纲—方证）"解读《温病条辨》的力作。

本书主要采用"按语（即胡希恕按）"方式评说，另有胡希恕自序、附录胡希恕"药物的医疗应用"及胡希恕《温病条辨》约言录"。本书谨遵油印本文字，个别地方编者以"（ ）"顺畅文字，或者用"编者按"的方式加以说明。

刘观涛

中国中医药出版社

2014 年 12 月 1 日

胡希恕自序

张仲景为了阐明"万病一致"的变化规律和诊治法则，乃著《伤寒论》以作示具范，故我常谓"万病之治法，已尽于《伤寒》一书；而万病之治方，则《伤寒》一书实有未备"。

盖疾病之种类至多，为病的证候至变，若尽病尽证的各立一方，亦势有所难能。但为精究仲师之法，辨证平脉，以别阴阳，以分六经，以厘定方药，则万病之治，亦复何难之有！若不深究其法，而只泥守其方，生吞活剥，不知制裁，如何不自误而误人！

温病之证，颇似伤寒与中风，仲景虽有汗、下、温针之戒，然误于粗工、滥施麻桂而死者，不可胜数。此温病一科所以为后世所重视。吴氏此著，虽不免于后世家言，但于温病为治，确有独到发挥，引为专科之学，原无不可。既于《伤寒论》《金匮要略》的学习略具基础，正不妨从其是而议其非，以体认中医一贯之道。照录《温病条辨》原文，因不似汉代文字古奥难通，故只随文讲解，不另作注释，评议附后"按"内。

见仁见智，更有望于同志之努力也。

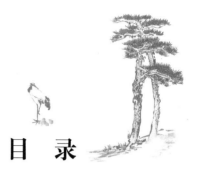

目　录

卷一　上焦篇

法五十八条，方四十六首

风温、温热、温疫、温毒、冬温…………………3

暑　温……………………………………… 33

伏　暑……………………………………… 48

湿　温……………………………………… 56

温　疟……………………………………… 64

秋　燥……………………………………… 69

补秋燥胜气论……………………………… 75

附录1：胡希恕"药物的医疗应用"……… 91

卷二　中焦篇

法一百零二条，方八十八首，外附三方

风温、温热、温疫、温毒、冬温…………101

暑温、伏暑…………………………………133

寒　湿 ·· 138

湿　温疟、痢、疸、痹附 ···················· 152

秋　燥 ·· 191

卷三　下焦篇

法七十八条，方六十四首，共二百三十八法，一百九十八方

风温、温热、温疫、温毒、冬温 ············ 195

暑温、伏暑 ······································ 218

寒　湿 ·· 223

湿　温 ·· 235

秋　燥 ·· 251

附录2：胡希恕"《温病条辨》约言录" ······ 253

【卷二】

上焦篇

法五十八条，方四十六首

风温、温热、温疫、温毒、冬温

一、温病者：有风温、有温热、有温疫、有温毒、有暑温、有湿温、有秋燥、有冬温、有温疟。

此九条，见于王叔和《伤寒例》中居多，叔和又牵引《难经》之文以神其说。按时推病，实有是证，叔和治病时，亦实遇是证。但叔和不能别立治法，而叙于《伤寒例》中，实属蒙混，以《伤寒论》为治外感之妙法，遂将一切外感悉收入《伤寒例》中，而悉以治伤寒之法治之。后人亦不能打破此关，因仍苟简，千余年来，贻患无穷，皆叔和之作俑，无怪见驳于方有执、喻嘉言诸公也。然诸公虽驳叔和，亦未曾另立方法，喻氏虽立治法，仍不能脱却伤寒圈子，弊与叔和无二，以致后人无所遵依。本论详加考核，准古酌今，细立治法，除伤寒宗仲景法外，俾四时杂感，朗若列眉；未始非叔和有以肇其端，东垣、河间、安道、又可、嘉言、天士宏其议，而瑭得以善其后也。

风温者，初春阳气始开，厥阴行令，风夹温也。温热者，春末夏初，阳气弛张，温盛为热也。温疫者，厉气流行，多兼秽浊，家家如是，若役使然也。温毒者，诸温夹毒，秽浊太甚也。暑温者，正夏之时，暑病之偏于热者也。湿温者，长夏初秋，湿中生热，即暑病之偏于湿者也。秋燥者，秋金燥烈之气也。冬温者，冬应寒而反温，阳不潜藏，民病温也。温疟者，阴气先伤，又因于暑，阳气独发也。

按：诸家论温，有顾此失彼之病，故是编首揭诸温之大纲，而名其书曰《温病条辨》。

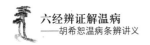【胡希恕按】

阴阳六经者，病变之规律；随证治之者，医疗之大法。

温病之名类虽多，不外夹风、夹湿、多热、多燥之变。谓为超出阴阳六经，是谁能信？！三焦名篇，立异而矣。

治温病固不得死守伤寒方，但何得不遵伤寒法？！

所谓法者，别阴阳，明六经，辨证辨脉，适宜制裁方药之谓。

证脉适应，用伤寒之方不为过；方证不适应，即本书之方亦有害而无益。

后世以方作法，著者故有此论。

二、凡病温者，始于上焦，在手太阴。

伤寒由毛窍而入，自下而上。始足太阳。足太阳膀胱属水，寒即水之气，同类相从，故病始于此。古来但言膀胱主表，殆未尽其义。肺者，皮毛之合也，独不主表乎？按人身一脏一腑主表之理，人皆习焉不察。以三才大道言之，天为万物之大表，天属金，人之肺亦属金，肺主皮毛。经曰：皮应天，天一生水，地支始于子，而亥为天门，乃贞元之会。人之膀胱为寒水之腑，故俱同天气，而俱主表也。治法必以仲景六经，次传为祖法。温病由口鼻而入，自上而下，鼻通于肺，始手太阴。太阴，金也，温者，火之气，风者，火之母。火未有不克金者，故病始于此，必从河间三焦定论。再寒为阴邪，虽

《伤寒论》中亦言中风，此风从西北方来，乃觱发之寒风也，最善收引，阴盛必伤阳，故首郁遏太阳经中之阳气，而为头痛、身热等证。太阳，阳腑也；伤寒，阴邪也；阴盛伤人之阳也。温为阳邪，此论中亦言伤风，此风从东方来，乃解冻之温风也，最善发泄，阳盛必伤阴，故首郁遏太阴经中之阴气，而为咳嗽、自汗、口渴、头痛、身热、尺热等证。太阴，阴脏也，温热，阳邪也，阳盛伤人之阴也。阴阳两大法门之辨，可了然于心目间矣。

夫大明生于东，月生于西，举凡万物，莫不由此少阳、少阴之气以为生成，故万物皆可名之曰东西。人乃万物之统领也，得东西之气最全，乃与天地东西之气相应。其病也，亦不能不与天地东西之气相应。东西者，阴阳之道路也。由东而往，为木、为风、为温、为火、为热，湿土居中，与火交而成暑，火也者，南也。由西而往，为金、为燥、为水、为寒。水也者，北也。水火者，阴阳之征兆也；南北者，阴阳之极致也。天地运行，此阴阳以化生万物，故曰天之无恩而大恩生。天地运行之阴阳和平，人生之阴阳亦和平，安有所谓病也哉！天地与人之阴阳，一有所偏，即为病也。偏之浅者病浅，偏之深者病深；偏于火者，病温、病热，偏于水者，病清、病寒，此水火两大法门之辨，医者不可不知。烛其为水之病也，而温之热之；烛其为火之病也，而凉之寒之，各救其偏，以抵于平和而已。非如鉴之空，一尘不染，如衡之平，毫无倚着，不能暗合道妙，岂可各立门户，专主于寒热温凉一家之论而已哉！瑭因辨寒病之源于水，温病之源于火也，而并及之。

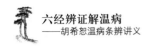 【胡希恕按】

温病始作亦发表证，只是热盛伤津，故仲景谓"太阳病，发热而渴，不恶寒者，为温病"，以示有别于太阳中风与伤寒，但其仍属太阳证甚明。

既有别于中风，则不得用桂枝汤；既有别于伤寒，则亦不得用麻黄汤，这是何等浅明之事。

粗工妄施麻桂以治温病，应责其自家无识，与伤寒法制何关？！

表证发于上体部、上焦之说，尚属勉强。而名以太阴病，实属背经乱法之言，义不足取。

伤寒亦必自口鼻而入。由毛窍而入、病始于膀胱等论，亦不值一辨。

今之日射病、热射病，当亦在温病范畴，此又何得谓为尽由口鼻而入？！

强调"始于上焦，在手太阴"的歪曲主张，为满篇无稽之谈。

中医得之于实践，本为真理，本是科学，但为后世家之唯心臆说所害，影响其进步非浅。固步不前，以迄于今，可惜可叹！

三、太阴之为病，脉不缓不紧而动数，或两寸独大，尺肤热，头痛，微恶风寒，身热自汗，口渴，或不渴而咳，

午后热甚者，名曰温病。

不缓，则非太阳中风矣；不紧，则非太阳伤寒矣；动数者，风火相扇之象，经谓之躁；两寸独大，火克金也。尺肤热，尺部肌肤热甚，火反克水也。头痛、恶风寒、身热、自汗，与太阳中风无异，此处最足以相混，于何辨之？于脉动数，不缓不紧，证有或渴、或咳、尺热、午后热甚辨之。太阳头痛，风寒之邪循太阳经上至头与项，而项强头痛也。太阴之头痛，肺主天气，天气郁，则头亦痛也，且春气在头，又火炎上也。吴又可谓浮泛太阳经者，臆说也。伤寒之恶寒，太阳属寒水而主表，故恶风寒、温病之恶寒，肺合皮毛而亦主表，故亦恶风寒也。太阳病则周身之阳气郁，故身热；肺主化气，肺病不能化气，气郁则身亦热也。太阳自汗，风疏卫也；太阴自汗，皮毛开也，肺亦主卫。渴，火克金也；咳，肺气郁也。午后热甚，浊邪归下，又火旺时也，又阴受火克之象也。

【胡希恕按】

太阳病，为一般疾患的一种证候，概言之可分中风、伤寒、温病三大类型。

温病热盛传变迅速而为表里俱热的见证。热盛则伤津，发汗法所当禁，即不发汗亦将肤热汗出。盛热自内迫外，而为体液难守之象。火性上炎，侵肺作咳、作喘亦为当然事实，此即仲景谓为风温见证。今合在一起，作为诸温大纲，原无不可，但为了（联系）到太阴肺病，强调许多理由，硬为表证分家，大可不必。

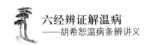

四、太阴风温、温热、温疫、冬温，初起恶风寒者，桂枝汤主之；但热不恶寒而渴者，辛凉平剂银翘散主之。温毒、暑温、湿温、温疟，不在此例。

按：仲景《伤寒论》原文，太阳病谓如太阳证，即上文头痛，身热，恶风，自汗也，但恶热不恶寒而渴者，名曰温病，桂枝汤主之。盖温病忌汗，最喜解肌，桂枝本为解肌，且桂枝芳香化浊，芍药收阴敛液，甘草败毒和中，姜枣调和营卫，温病初起，原可用之。此处却变易前法，恶风寒者，主以桂枝，不恶风寒，主以辛凉者，非敢擅违古训也。仲景所云不恶风寒者，非全不恶风寒也，其先亦恶风寒，迨既热之后，乃不恶风寒耳，古文简质，且对太阳中风热时，亦恶风寒言之，故不暇详耳。盖寒水之病，冬气也，非辛温春夏之气，不足以解之，虽曰温病既恶风寒，明是温自内发，风寒从外搏成内热外寒之证，故仍旧用桂枝辛温解肌法，俾得微汗，而寒热之邪皆解矣。温热之邪，春夏气也，不恶风寒，则不兼寒风可知，此非辛凉秋金之气，不足以解之。桂枝辛温，以之治温，是以火济火也，故改从《内经》"风淫于内，治以辛凉，佐以苦甘"法。

桂枝汤方

桂枝六钱　芍药三钱，炒　炙甘草二钱　生姜三片　大枣二枚，去核

煎法服法，必如《伤寒论》原文而后可，不然不惟失桂枝汤之妙，反生他变，病必不除。

辛凉平剂银翘散方

连翘一两　银花一两　苦桔梗六钱　薄荷六钱　竹叶四钱　生甘草五钱

芥穗四钱　淡豆豉五钱　牛蒡子六钱

上杵为散，每服六钱，鲜苇根汤煎，香气大出，即取服，勿过煮。肺药取轻清，过煎则味厚而入中焦矣。病重者约二时一服，日三服，夜一服；轻者三时一服，日二服，夜一服；病不解者，作再服。盖肺位最高，药过重则过病所，少用又有病重药轻之患，故从普济消毒饮，时时轻扬法。今人亦间有用辛凉法者，多不见效，盖病大药轻之故。一不见效，遂改弦易辙，转去转远，即不更张，缓缓延至数日后，必成中下焦证矣。胸膈闷者，加藿香三钱、郁金三钱，护膻中。渴甚者，加花粉。项肿咽痛者，加马勃、元参，衄者，去芥穗、豆豉，加白茅根三钱、侧柏炭三钱、栀子炭三钱。咳者，加杏仁利肺气。二三日病犹在，肺热渐入里，加细生地、麦冬保津液；再不解，或小便短者，加知母、黄芩、栀子之苦寒，与麦地之甘寒，合化阴气，而治热淫所胜。

方论按：温病忌汗，汗之不惟不解，反生他患。盖病在手经，徒伤足太阳无益；病自口鼻吸受而生，徒发其表亦无益也。且汗为心液，心阳受伤，必有神明内乱、谵语癫狂、内闭外脱之变。再误汗，虽曰伤阳，汗乃五液之一，未始不伤阴也。《伤寒论》曰：尺脉微者为里虚，禁汗。其义可见。其曰伤阳者，特举其伤之重者而言之耳。温病最善伤阴，用药又复伤阴，岂非为贼立帜乎？此古来用伤寒法治温病之大错也。至若吴又可开首立一达原饮，其意以为直透膜原，使邪速溃，其方施于藜藿壮实人之温疫病，容有愈者，芳香辟秽之功也；若施于膏粱纨绔及不甚壮实人，未有不败者。盖其方中首用槟榔、草果、厚朴为君。夫槟榔，子之坚者也，诸子皆降，槟榔苦辛而温，体重而坚，由中走下，直达肛门，中下焦药也。草果亦子也，其气臭烈大热，其味苦，太阴脾经之劫药也。厚朴苦温，亦中焦药也，岂有上焦温病，首用中下焦苦温雄烈劫夺之品，先劫少阴津液之理！知母、黄芩亦皆中焦苦燥里药，岂可用乎？况又有温邪游溢三阳之说，而有三阳经之羌活、葛根、柴胡加法，是仍以伤寒之法杂之，全不知温病治法，后人止谓其不分三焦，犹浅说也。其三消饮加入大黄、芒硝，惟邪入阳明，气体稍壮者，幸得以下而解，或战汗而解，然往往成弱证，虚甚者则死矣。况邪有在卫者、在胸中者、在营者、入血者，妄用下法，其害可胜言耶？岂视人与铁石一般，并非气血生成者哉？究其始意，原以矫世医以伤寒法治病温之弊，颇能正陶氏之失，奈学未精纯，未足为法。至喻氏、张氏多以伤寒三阴经法治温病，其说亦非。以世医从之者少，而宗又可者多，故不深辩耳。本方谨遵《内经》"风淫于内，治以辛凉，佐以苦甘；热淫于内，治以咸寒，佐以甘苦"之训王安道《溯洄集》，亦有温暑当用辛凉不当用辛温之论，谓仲景之书，为即病之伤寒而设，并未尝为不即病之温暑而设。张凤逵集治暑方，亦有暑病首用辛凉，继用甘寒，再用酸泄酸敛，不必用下之论。皆先得我心者。又宗喻嘉言芳香逐秽之说，用东垣清心凉膈散，辛凉苦甘。病初起，且去入里之黄芩，勿犯中焦；加银花辛凉，芥穗芳香，散热解毒；牛蒡子辛平润肺，解热散结，除风利咽，皆手太阴药也。合而论之，经谓冬不藏精，春必温病，又谓藏于精者，春不病温又谓病温虚甚死。可见病温者，精气先虚。此方之妙，预护其虚，纯然清肃，上焦不犯，中下无开门揖盗之弊，有轻以去实之能，用之得法，自然奏效，此叶氏立法，所以迥出诸家也。

【胡希恕按】

《伤寒论》虽有"太阳病，发热而渴，不恶寒者，为温病"的条文，但（吴鞠通）今肆改原文，捏造"桂枝汤主之"，实属诬古人而误后世。

中医讲求随证治疗，因此亦以证候名病。辨证辨脉为中医学的下手工夫。《伤寒论》各篇均以辨某病脉证为名，是亦不难深明其义。

若"太阳病，发热而渴，不恶寒者"，乃温病的特征，亦既有表、复有里的热候。如更进一步，热迫汗出而脉洪大，更是热盛之象，正须大清其热，即银翘散亦未可为治，桂枝汤如何可用？

假如不渴而恶风寒、自汗者，固可以桂枝汤主之，但此明为太阳中风证，何得以温病目之。

银翘散药物平淡，用于温病初起尚适。不过（若）多汗渴甚，仍须加石膏。

香药有刺激胃肠充血发炎之弊，后世迷信喻嘉言芳香逐秽之说，害人不少。此详于篇后"药物的医疗应用"，暂不多赘。

银翘散的研究：银花、连翘、竹叶、豆豉，皆清凉解毒之品。牛蒡破结消痰，桔梗利咽排痰，薄荷、荆芥轻疏散表，甘草缓急迫而和诸药，此即所谓辛以散之、凉以清之之义。

温热既具表候，为病仍有外解之机。清热达表本属正治，唯表里俱热，有异伤寒，热如不清，汗必难透。若逼汗太过，津耗热炽，即有燎原难遏之势。故发汗药量宜轻，清热药量宜重。本方妙在轻施频投，颇见治温法度。

五、太阴温病，恶风寒，服桂枝汤已，恶寒解，余病不解者，银翘散主之。余证悉减者，减其制。

太阴温病，总上条所举而言也。恶寒已解，是全无风寒，止余温病，即禁辛温法，改从辛凉。减其制者，减银翘散之制也。

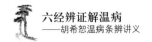【胡希恕按】

温病初起，本自有微恶寒者，但必渴。渴者必不得与桂枝汤，与之为误治，而必作但热无寒之证。非是风寒解，乃是热亢盛矣，此时当随证而治，不一定便作银翘散证。谓以银翘散主之，亦属武断。

若服桂枝汤表解证减，原即是中风，而非温病，故有是效。虽余热有不了了，亦当消息之，银翘散亦非可作善后之策。

（本条）一派臆度说法，不讲证脉，便提方治，大失仲景法度。

六、太阴风温，但咳，身不甚热，微渴者，辛凉轻剂桑菊饮主之。

咳，热伤肺络也；身不甚热，病不重也；渴而微，热不甚也。恐病轻药重，故另立轻剂方。

辛凉轻剂桑菊饮方

杏仁二钱　　连翘一钱五分　薄荷八分　桑叶二钱五分　　菊花一钱　　苦梗二钱
甘草八分　苇根二钱

水二杯，煮取一杯，日二服。二三日不解，气粗似喘，燥在气分者，加石膏、知母；舌绛，暮热甚燥，邪初入营，加元参二钱、犀角一钱；在血分者，去薄荷、苇根，加麦冬、细生地、玉竹、丹皮各二钱；肺热甚，加黄芩；渴者，加花粉。

方论：此辛甘化风、辛凉微苦之方也。盖肺为清虚之脏，微苦则降，辛凉则平，立此方所以避辛温也。今世咸用杏苏散通治四时咳嗽，不知杏苏散辛温，只宜风寒，不宜风温，且有不分表里之弊。此方独取桑叶、菊花者：桑得箕星之精，箕好风，风气通于肝，故桑叶善平肝风；春乃肝令而主风，木旺金衰之候，故抑其有余，桑叶芳香有细毛，横纹最多，故亦走肺络而宣肺气。菊花晚成，芳香味甘，能补金水二脏，故用之以补其不足。风温咳嗽，虽系小病，常见误用辛温重剂消烁肺液，致久嗽成劳者，不一而足。圣人不忽于细，必谨于微，医者于此等处，尤当加意也。

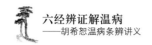
【胡希恕按】

　　本方较银翘散为胜，加减法亦可从，惟方论对于药物说法，纯是阴阳五行家言，毫无可取（之处）。

　　桑菊饮的研究：桑叶、桔梗、杏仁，祛痰以镇咳。菊花、苇根、连翘、甘草，清风热以解毒。薄荷解表以散邪，为风热咳嗽平妥之制剂。

七、太阴温病，脉浮洪、舌黄、渴甚、大汗、面赤、恶热者，辛凉重剂白虎汤主之。

　　脉浮洪，邪在肺经气分也；舌黄，热已深；渴甚，津已伤也；大汗，热逼津液也；面赤，火炎上也；恶热，邪欲出而未遂也。辛凉平剂焉能胜任，非虎啸风生，金飚退热，而又能保津液不可。前贤多用之。

辛凉重剂白虎汤方

生石膏一两，研　　知母五钱　　生甘草三钱　　白粳米一合

水八杯，煮取三杯，分温三服，病退，减后服，不知，再作服。

方论：义见法下，不再立论，下仿此。

【胡希恕按】

　　证是白虎证，方用白虎方，又何尝不是伤寒法。

　　只为拉到太阴上面，方说成"邪在肺经气分"，凡读过仲景书者，谁能信此？！

　　方治详解于《伤寒论》，可互参。

　　八、太阴温病，脉浮大而芤，汗大出，微喘，甚至鼻孔扇者，白虎加人参汤主之。脉若散大者，急用之，倍人参。

　　浮大而芤，几于散矣，阴虚而阳不固也。补阴药有鞭长莫及之虞，惟白虎退邪阳，人参固正阳。使阳能生阴，乃救化源欲绝之妙法也。汗涌、鼻扇、脉散，皆化源欲绝之征兆也。

白虎加人参汤方

即于前方内加人参三钱。

【胡希恕按】

　　热盛则津伤，津虚反致热盛。

　　于津液无伤时，放手一用白虎汤，清除热毒，人自安和。

　　若津血已虚，脏器机能即有衰脱之变，因益之以人参，而为祛病扶虚双面之顾，此仲景制方之妙义，然此治又何尝离开伤寒法？！

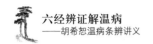
九、白虎本为达热出表，若其人脉浮弦而细者，不可与也。脉沉者，不可与也；不渴者，不可与也；汗不出者，不可与也。常须识此，勿令误也。

此白虎之禁也。按白虎剽悍，邪重非其力不举，用之得当，原有立竿见影之妙，若用之不当，祸不旋踵。懦者多不敢用，未免坐误事机；孟浪者，不问其脉证之若何，一概用之，甚至石膏用至斤余之多，应手而效者固多，应手而毙者亦复不少。皆未真知确见其所以然之故，故手下无准的也。

【胡希恕按】

白虎剂以里热为主治，表不解者为例禁。渴欲饮水，无表证者，乃用此方之确候。

今谓白虎乃为达热出表，大有语病，想亦是为"太阴温病"四字所累，乃发此牵强不类的言论。

脉浮弦而细及脉沉虽从洪大脉的反面悟出，然热厥的白虎汤（证），脉亦可能为沉为细，但必兼滑。

故所示以上脉禁，反不如说"脉不滑者，不可与之"较为正确；"汗不出"，亦不若"表不解"（更）为合乎实际。

十、太阴温病，气血两燔者，玉女煎去牛膝加元参主之。

气血两燔，不可专治一边，故选用张景岳气血两治之玉女煎。去

牛膝者，牛膝趋下，不合太阴证之用。改熟地为细生地者，亦取其轻
而不重，凉而不温之义，且细生地能发血中之表也。加元参者，取其
壮水制火，预防咽痛、失血等证也。

玉女煎去牛膝熟地加细生地元参方 辛凉合甘寒法

生石膏一两　知母四钱　元参四钱　细生地六钱　麦冬六钱

水八杯，煮取三杯，分二次服，渣再煮一盅服。

【胡希恕按】

气血两燔为何病型？本方所主为何证候？均无明细
说明。

不究脉证而处汤药，此真是不用伤寒法者。

既为气血两燔，当是热实为候可知，并就前后各条细
参，当有咳、喘、渴、烦、面赤、舌赤、咽干等证，颇似述
急性肺炎的初期证。然此方用于虚热津液枯燥证，或当有效。

若盛热壅遏胸中，而致咳甚息迫，兼现郁血之征，以有
强壮性（能）的生地、麦冬等滋润解热药施之，乃有实实之
弊，大非所宜。

后世从张景岳"壮水制火"之说，不究表里虚实，乱用
生地而致害者颇多。此（论）将（来）可于临床实例中验之。

细生地能发血中之表，更属无稽之论，慎不可信。

玉女煎去牛膝加元参汤的研究：此即白虎汤之变局，去
甘缓之粳米、甘草，而易以滋润气血的参、地、麦冬，为清
热润燥之治。

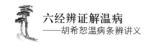

十一、太阴温病，血从上溢者，犀角地黄汤合银翘散主之。有中焦病者，以中焦法治之。若吐粉红血水者，死不治。血从上溢，脉七八至以上，面反黑者，死不治。可用清络育阴法。

血从上溢，温邪逼迫血液上走清道，循清窍而出，故以银翘散败温毒，以犀角地黄清血分之伏热，而救水即所以救金也。至粉红水，非血非液，实血与液交迫而出，有燎原之势，化源速绝。

血从上溢，而脉至七八至，面反黑，火极而似水，反兼胜己之化也，亦燎原之势莫制，下焦津液亏极，不能上济君火，君火反与温热之邪合德，肺金其何以堪，故皆主死。化源绝，乃温病第一死法也。仲子曰：敢问死？孔子曰：未知生，焉知死。瑭以为医者不知死，焉能救生。细按温病死状百端，大纲不越五条。在上焦有二：一曰肺之化源绝者死；二曰心神内闭，内闭外脱者死。在中焦亦有二：一曰阳明太实，土克水者死；二曰脾郁发黄，黄极则诸窍为闭，秽浊塞窍者死。在下焦则无非热邪深入，消烁津液，涸尽而死也。

犀角地黄汤方 见下焦篇

银翘散方 见前

已用过表药者，去豆豉、芥穗、薄荷。

【胡希恕按】

此所述太阴温病，血从上溢，或即今之格鲁布性肺炎，又名大叶性肺炎。

假如为上述的病患时，于初起恶寒甚时，可随证酌用大青龙汤、葛根汤，或葛根加石膏汤，以顿挫其发热。但此期难收到治愈之效，慎勿连续发汗。不过，利用银翘散及桑菊饮的机会反少。

表解的机会过后，大都属于少阳阳明证候，可随证处以柴胡剂、白虎剂、承气剂，以及消炎祛瘀剂，如桃核承气汤。

若陷于阴虚证（编者按：胡老所言"阴虚"，特指"阴性虚证"之意，此处含义相当于现行教材所言"虚寒"），亦可选用附子之配剂，惟老人常易发此候。

（此病）一般均为阳实证。如本条虽溢血上出，宜施以桃仁、丹皮之属，生地之类又须慎用，不可不知。

十二、太阴温病，口渴甚者，雪梨浆沃之；吐白沫黏滞不快者，五汁饮沃之。

此皆甘寒救液法也。

雪梨浆方 甘冷法

以甜水梨大者一枚，薄切，新汲凉水内浸半日，时时频饮。

五汁饮方 甘寒法

梨汁　荸荠汁　鲜苇根汁　麦冬汁　藕汁 或用蔗浆

临时斟酌多少，和匀凉服，不甚喜凉者，重汤炖温服。

【胡希恕按】

　　热盛津燥，用以上（五汁）佐药物为治，有益而无害。但作为祛病主方，恐力有不能。

　　五汁饮的研究：五汁皆甘润、解热、镇咳之品，利咽喉、下火气，滋壮津液，施于火逆上气而涎沫黏滞、深感咽喉不利者，以此频服，自易轻快。

十三、太阴病得之二三日，舌微黄，寸脉盛，心烦懊恼，起卧不安，欲呕不得呕，无中焦证，栀子豉汤主之。

　　温病二三日，或已汗，或未汗，舌微黄，邪已不全在肺中矣。寸脉盛，心烦懊恼，起卧不安，欲呕不得，邪在上焦膈中也。在上者因而越之，故涌之以栀子，开之以香豉。

　　栀子豉汤方酸苦法

栀子五枚，捣碎　　香豆豉六钱

水四杯，先煮栀子，数沸后纳香豉，煮取二杯。先温服一杯，得吐，止后服。

【胡希恕按】

　　适证适方，谁得有意见？！

　　为了明示此方是吐剂，乃增一"欲呕不得呕"，反成累赘。须知本方用之，常不致吐，谓为"因而越之"为治不类，其实只是消炎下热之法剂。《伤寒论》解之甚详，可参看。

十四、太阴病得之二三日，心烦不安，痰涎壅盛，胸中痞塞欲呕者，无中焦证，瓜蒂散主之，虚者加参芦。

此与上条有轻重之分，有有痰无痰之别。重剂不可轻用，病重药轻，又不能了事，故上条只用栀子豉汤快涌膈中之热，此以痰涎壅盛，必用瓜蒂散急吐之，恐邪入包宫而成痉厥也。瓜蒂、栀子之苦寒，合赤小豆之甘酸，所谓酸苦涌泄为阴，善吐热痰，亦在上者因而越之方也。

瓜蒂散方 酸苦法

甜瓜蒂一钱　赤小豆二钱，研　山栀子二钱

水二杯，煮取一杯，先服半杯，得吐止后服，不吐再服。虚者加人参芦一钱五分。

【胡希恕按】

痰涎壅盛、胸中痞塞欲呕者，有可用吐剂之机，但虚者万不可行吐剂。加人参于吐剂，亦大失立方法度，不可信。

十五、太阴温病，寸脉大，舌绛而干，法当渴，今反不渴者，热在营中也，清营汤去黄连主之。

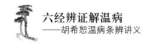
　　渴乃温之本病，今反不渴，滋人疑惑；而舌绛且干，两寸脉大，的系温病。盖邪热入营，蒸腾营气上升，故不渴，不可疑不渴非温病也，故以清营汤清营分之热，去黄连者，不欲其深入也。

　　清营汤 见暑温门中

━━━━**【胡希恕按】**━━━━━━━━━━━━━━

　　舌绛而干，乃炎性充血之候，黄连为此证主治要药。清营汤原可用，去黄连非！

　　十六、太阴温病，不可发汗，发汗而汗不出者，必发斑疹；汗出过多者，必神昏谵语。发斑者，化斑汤主之；发疹者，银翘散去豆豉，加细生地、丹皮、大青叶，倍元参主之。禁升麻、柴胡、当归、防风、羌活、白芷、葛根、三春柳。神昏谵语者，清宫汤主之，牛黄丸、紫雪丹、局方至宝丹亦主之。

　　温病忌汗者，病由口鼻而入，邪不在足太阳之表，故不得伤太阳经也。时医不知而误发之，若其人热甚血燥，不能蒸汗，温邪郁于肌表血分，故必发斑疹也。若其表疏，一发而汗出不止，汗为心液，误汗亡阳，心阳伤而神明乱，中无所主，故神昏。心液伤而心血虚，心以阴为体，心阴不能济阳，则心阳独亢，心主言，故谵语不休也。且手经逆传，世罕知之，手太阴病不解，本有必传手厥阴心包之理，况又伤其气血乎！

🌿 化斑汤方

石膏一两　知母四钱　生甘草三钱　元参三钱　犀角二钱　白粳米一合

水八杯，煮取三杯，日三服，渣再煮一盅，夜一服。

方论：此热淫于内，治以咸寒，佐以苦甘法也。前人悉用白虎汤作化斑汤者，以其为阳明证也。阳明主肌肉，斑家遍体皆赤，自内而外，故以石膏清肺胃之热，知母清金保肺而治阳明独胜之热，甘草清热解毒和中，粳米清胃热而保胃液，白粳米阳明燥金之岁谷也。本论独加元参、犀角者，以斑色正赤，木火太过，其变最速，但用白虎燥金之品，清肃上焦，恐不胜任，故加元参启肾经之气，上交于肺，庶水天一气，上下循环，不致泉源暴绝也。犀角咸寒，禀水木火相生之气，为灵异之兽，具阳刚之体，主治百毒蛊疰，邪鬼瘴气，取其咸寒，救肾水，以济心火，托斑外出，而又败毒辟瘟也；再病至发斑，不独在气分矣，故加二味凉血之品。

🌿 银翘散去豆豉加细生地丹皮大青叶倍元参方

即于前银翘散内去豆豉，加细生地四钱、大青叶三钱、丹皮三钱，元参加至一两。

方论：银翘散义见前。加四物，取其清血热；去豆豉，畏其温也。

按：吴又可有托里举斑汤，不言疹者，混斑疹为一气也。考温病中发疹者十之七八，发斑者十之二三。盖斑乃纯赤或大片，为肌肉之病，故主以化斑汤，专治肌肉；疹系红点高起，麻、瘄、痧皆一类，系血络中病，故主以芳香透络，辛凉解肌，甘寒清血也。其托里举斑汤方中用归、升、柴、芷、穿山甲，皆温燥之品，岂不畏其灼津液乎？且前人有痘宜温、疹宜凉之论，实属确见。况温疹更甚于小儿之风热疹乎！其用升、柴，取其升发之义，不知温病多见于春夏发生

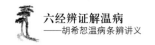

之候，天地之气，有升无降，岂用再以升药升之乎？且经谓：冬藏精者，春不病温，是温病之人，下焦精气久已不固，安庸再升其少阳之气，使下竭上厥乎！经谓"无实实，无虚虚，必先岁气，无伐天和"，可不知耶？后人皆尤而效之，实不读经文之过也。

再按：时人发温热之表，二三日汗不出者，即云斑疹蔽伏，不惟用升、柴、羌、葛，且重以山川柳发之。不知山川柳一岁三花，故得三春之名，俗传音三春为山川，此柳古称柽木，《诗》所谓"其柽其椐"者是也。其性大辛大温，生发最速，横枝极细，善能入络，专发虚寒白疹，若温热气血沸腾之赤疹，岂非见之如雠仇乎？夫善治温病者，原可不必出疹，即有邪郁二三日或三五日，既不得汗，有不得不疹之势，亦可重者化轻，轻者化无，若一派辛温刚燥，气受其灾，而移热于血，岂非自造斑疹者乎？再时医每于疹已发出，便称放心，不知邪热炽甚之时，正当谨慎，一有疏忽，为害不浅。再，疹不忌泻，若里结，须微通之，不可令大泄，致内虚下陷。法在中焦篇。

🌿 清宫汤方

元参心三钱　莲子心五分　竹叶卷心二钱　连翘心二钱　犀角尖二钱，磨冲　连心麦冬三钱

加减法：热痰盛加竹沥、梨汁各五匙；咯痰不清，加瓜蒌皮一钱五分；热毒盛加金汁、人中黄；渐欲神昏，加银花三钱、荷叶二钱、石菖蒲一钱。

方论：此咸寒甘苦法，清膻中之方也。谓之清宫者，以膻中为心之宫城也。俱用心者，凡心有生生不已之意，心能入心，即以清秽浊之品，便补心中生生不已之生气，救性命于微芒也。火能令人昏，水能令人清，神昏谵语，水不足而火有余，又有秽浊也。且离以

坎为体，元参味苦属水，补离中之虚；犀角灵异味咸，辟秽解毒，所谓灵犀一点通，善通心气，色黑补水，亦能补离中之虚，故以二物为君。莲心甘苦咸，倒生根，由心走肾，能使心火下通于肾，又回环上升，能使肾水上潮于心，故以为使。连翘象心，心能退心热。竹叶心锐而中空，能通窍清心，故以为佐。麦冬之所以用心者，《本经》称其主心腹结气，伤中伤饱，胃脉络绝，试问去心，焉能散结气、补伤中、通伤饱、续胃脉络绝哉？盖麦冬禀少阴癸水之气，一本横生，根颗联络，有十二枚者，有十四五枚者，所以然之故，手足三阳三阴之络，共有十二，加任之尾翳，督之长强，共十四，又加脾之大络，共十五。此物性合人身自然之妙也，惟圣人能体物象，察物情，用麦冬以通续络脉。命名与天冬并称门冬者，冬主闭藏，门主开转，谓其有开合之功能也。其妙处全在一心之用，从古并未有去心之明文，张隐庵谓不知始自何人，相沿已久而不可改，瑭遍考始知自陶弘景始也，盖陶氏惑于"诸心入心，能令人烦"之一语，不知麦冬无毒，载在上品，久服身轻，安能令人烦哉！如参、术、芪、草，以及诸仁诸子，莫不有心，亦皆能令人烦而悉去之哉？陶氏之去麦冬心，智者千虑之失也。此方独取其心，以散心中秽浊之结气，故以之为臣。

🏮 安宫牛黄丸方

牛黄一两　郁金一两　犀角一两　黄连一两　朱砂一两　梅片二钱五分　麝香二钱五分　真珠五钱　山栀一两　雄黄一两　金箔衣　黄芩一两

上为极细末，炼老蜜为丸，每丸一钱，金箔为衣，蜡护。脉虚者人参汤下，脉实者银花薄荷汤下，每服一丸。兼治飞尸卒厥，五痫中恶，大人小儿痉厥之因于热者。大人病重体实者，日再服，甚至日三服；小儿服半丸，不知再服半丸。

方论：此芳香化秽浊而利诸窍，咸寒保肾水而安心体，苦寒通火腑而泻心用之方也。牛黄得日月之精，通心主之神。犀角主治百毒，邪鬼瘴气。真珠得太阴之精，而通神明，合犀角补水救火。郁金草之香，梅片木之香按冰片，洋外老杉木浸成，近世以樟脑打成伪之，樟脑发水中之火，为害甚大，断不可用，雄黄，石之香，麝香，乃精血之香，合四香以为用，使闭锢之邪热温毒深在厥阴之分者，一齐从内透出，而邪秽自消，神明可复也。黄连泻心火，栀子泻心与三焦之火，黄芩泻胆、肺之火，使邪火随诸香一齐俱散也。朱砂补心体，泻心用，合金箔坠痰而镇固，再合真珠、犀角为督战之主帅也。

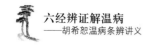 **紫雪丹方**从《本事方》去黄金

滑石一斤　石膏一斤　寒水石一斤　磁石水煮，二斤，捣煎去渣，入后药

羚羊角五两　木香五两　犀角五两　沉香五两　丁香一两　升麻一斤　元参一斤　灵甘草半斤

以上八味，共捣锉，入前药汁中煎，去渣，入后药：朴硝、硝石各二斤，提净，入前药汁中，微火煎，不住手将柳木搅，候汁欲凝，再加入后二味：辰砂三两，研细，麝香一两二钱，研细，入前药拌匀。合成，退火气，冷水调服一二钱。

方论：诸石利水火而通下窍。磁石、元参补肝肾之阴而上济君火。犀角、羚羊泻心、胆之火。甘草和诸药而败毒，且缓肝急。诸药皆降，独用一味升麻，盖欲降先升也。诸香化秽浊，或开上窍，或开下窍，使神明不致坐困于浊邪而终不克复其明也。丹砂色赤，补心而通心火，内含汞而补心体，为坐镇之用。诸药用气，硝独用质者，以其水卤结成，性峻而易消，泻火而散结也。

局方至宝丹方

犀角一两,镑　朱砂一两,飞　琥珀一两,研　玳瑁一两,镑　牛黄五钱　麝香五钱

以安息重汤炖化,和诸药为丸一百丸,蜡护。

方论:此方会萃各种灵异,皆能补心体,通心用,除邪秽,解热结,共成拨乱反正之功。大抵安宫牛黄丸最凉,紫雪次之,至宝又次之,主治略同,而各有所长,临用对证斟酌可也。

【胡希恕按】

发斑疹乃特殊病变的病理改变,并不关乎"发汗而汗不出"。古人因病理不明,故作如是的误见。细玩本条所论,颇似说明流行性斑疹伤寒的证候。斑疹只是为病的一证,均宜随证讲求适应全面(证候)的处方。若热甚烦渴而用化斑汤,尚有表候而用银翘散去豆豉加生地丹皮大青叶倍元参方,固亦无不可。但凡见斑疹即主以二方,实属非法,学者不可轻信。至神昏谵语,乃病毒波及大脑所致,清宫汤、牛黄汤、紫雪丹、局方至宝丹等均属对证良药,不过仍须详查全面脉证、审其虚实。(若用经方)而处以白虎、承气等法,反有捷效。

化斑汤的研究:此为白虎汤加味元参与犀角,不外清热兼为解毒凉血之治,余无深意。

银翘散去豆豉加细生地丹皮大青叶倍元参方的研究:加四物取凉血、化瘀、解毒之治。去豆豉畏其升引且温之意。

清宫汤的研究:诸品皆是清火除热之药,而犀角更具强

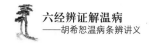
心兴奋神经之效，故热炽津虚而致神昏者，以此为正治。

安宫牛黄丸的研究：牛黄、犀角，解热毒以复神明。朱砂、真珠，镇痉而又镇静。郁金、麝香、梅片、雄黄，通关窍、驱秽恶，并散瘀结，三黄苦寒下火以安心气，金箔重堕下痰以镇浮越。温毒深陷而致痉厥神昏者，非此莫举。

紫雪丹的研究：诸石合硝，破结热以利二便。诸香合升麻，搜瘀浊以通关窍。羚羊、犀角解热毒，而安神明。元参之滋补，磁、砂之镇纳，甘草之和缓，又所以虑寒滑香散之虚，是攻毒之必去，而守正之不伤也。用药之妙，大具神功。

局方至宝丹的研究：五物均是解毒、解热、镇痉、安神之品，以行气祛瘀有力之麝香为使，则无孔不入，以速其拨乱反正之功，堪称妙制。

十七、邪入心包，舌謇肢厥，牛黄丸主之，紫雪丹亦主之。

厥者，尽也，阴阳极造其偏，皆能致厥。伤寒之厥，足厥阴病也。温热之厥，手厥阴病也。舌卷囊缩，虽同系厥阴现证，要之舌属手、囊属足也。盖舌为心窍，包络代心用事，肾囊前后，皆肝经所过，断不可以阴阳二厥混而为一，若陶节庵所云："冷过肘膝，便为阴寒"，恣用大热。再热厥之中亦有三等：有邪在络居多，而阳明证少者，则从芳香，本条所云是也。有邪搏阳明，阳明太实，上冲心包，神迷肢厥，甚至通体皆厥，当从下法，本论载入中焦篇；有日久邪杀阴亏而厥者，则从育阴潜阳法，本论载入下焦篇。

牛黄丸、紫雪丹方并见前

【胡希恕按】

　　此述热厥证。舌寒亦由于神经为热毒的刺激所致。可依证选用适方，四逆散、白虎汤、承气汤等证均常遇见，亦不必定以牛黄、紫雪为主治。伤寒亦有热厥，不能尽谓为阴证；温病虚脱亦可作寒厥，不能尽谓为阳证。随证治之，乃仲师示人以活法、大法，不得以病名限定方药。

　　十八、温毒咽痛喉肿，耳前耳后肿，颊肿，面正赤，或喉不痛，但外肿，甚则耳聋，俗名大头温、虾蟆温者，普济消毒饮去柴胡、升麻主之，初起一二日，再去芩、连，三四日加之佳。

　　瘟毒者，秽浊也。凡地气之秽，未有不因少阳之气而自能上升者，春夏地气发泄，故多有是证；秋冬地气间有不藏之时，亦或有是证；人身之少阴素虚，不能上济少阳，少阳升腾莫制，亦多成是证；小儿纯阳火多，阴未充长，亦多有是证。咽痛者，经谓"一阴一阳结，谓之喉痹"。盖少阴少阳之脉，皆循喉咙，少阴主君火，少阳主相火，相济为灾也。耳前、耳后、颊前肿者，皆少阳经脉所过之地，颊车不独为阳明经穴也。面赤者，火色也。甚则耳聋者，两少阳之脉，皆入耳中，火有余则清窍闭也。治法总不能出李东垣普济消毒饮之外。其方之妙，妙在以凉膈散为主，而加化清气之马勃、僵蚕、银花，得轻可去实之妙；再加元参、牛蒡、板蓝根，败毒而利肺气，补肾水以上济邪火。去柴胡、升麻者，以升腾飞越太过之病，不当再用升也，说者谓其引经，亦甚愚矣！凡药不能直至本经者，方用引经药作引，此方皆系轻药，总走上焦，开天气，肃肺气，岂须用升、柴直升经气耶！去黄芩、黄连者，芩、连里药也，病初起未至中焦，不得先用里药故犯中焦也。

☙ 普济消毒饮去升麻柴胡黄芩黄连方

连翘一两　薄荷三钱　马勃四钱　牛蒡子六钱　芥穗三钱　僵蚕五钱　元参一两　银花一两　板蓝根五钱　苦梗一两　甘草五钱

上共为粗末，每服六钱，重者八钱。鲜苇根汤煎，去渣服，约二时一服，重者一时许一服。

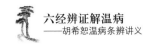

【胡希恕按】

以上所述不外咽峡炎、耳下腺炎或耳后及颈部淋巴腺炎等证，乃于急性传染病时常见的并发疾患。

本方虽有清热解毒之效，于表证时亦可能有利用机会，但不得视作特效药。

在事实的经验上，反多发于少阳病时，故随证施以小柴胡汤加石膏，或小柴胡汤加桔梗，或小柴胡汤加石膏、桔梗，或更加黄连，或兼用黄解丸，或合方，而无不立验。

"引经"及"柴胡能升"之说，皆后世家无稽之论，不足信。

普济消毒饮去升麻柴胡黄芩黄连方的研究：集诸清热散

療解毒之品，合辛散发表药为方，用治温热毒肿、表不解者，固无不可。然如论中所述，发为本方证者甚少见，而为小柴胡汤加石膏证者反多，不可不知。

十九、温毒外肿，水仙膏主之，并主一切痈疮。

按：水仙花得金水之精，隆冬开花，味苦微辛，寒滑无毒，苦能降火败毒，辛能散邪热之结，寒能胜热，滑能利痰，其妙用全在汁之胶黏，能拔毒外出，使毒邪不致深入脏腑伤人也。

水仙膏方

水仙花根，不拘多少，剥去老赤皮与根须，入石臼捣如膏，敷肿处，中留一孔出热气，干则易之，以肌肤上生黍米大小黄疮为度。

【胡希恕按】

肿毒痈疮已不能内消者，用此法使之外出甚是。

但无外出必要者，不可用！须知。

二十、温毒敷水仙膏后，皮间有小黄疮如黍米者，不可再敷水仙膏，过敷则痛甚而烂，三黄二香散主之。

三黄取其峻泻诸火，而不烂皮肤；二香透络中余热而定痛。

🌿 **三黄二香散方**苦辛芳香法

黄连一两　黄柏一两　生大黄一两　乳香五钱　没药五钱

上为极细末，初用细茶汁调敷，干则易之，继则用香油调敷。

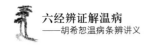【胡希恕按】————————

此方消炎镇痛，用为疮疡外治，可从。

三黄二香散的研究：三黄消炎以散肿，二香行瘀以定痛。
阳性痈疮已开口者，用作外敷甚良。

二十一、温毒神昏谵语者，先与安宫牛黄丸、紫雪丹之属，继以清宫汤。

🌿 **安宫牛黄丸、紫雪丹、清宫汤**方法并见前

【胡希恕按】————————

温毒神昏谵语，乃毒已内陷，应以脉证取治，不得固定如上先后为治方剂。

暑 温

二十二、形似伤寒，但右脉洪大而数，左脉反小于右，口渴甚，面赤，汗大出者，名曰暑温，在手太阴，白虎汤主之；脉芤甚者，白虎加人参汤主之。

此标暑温之大纲也。按温者热之渐，热者温之极也。温盛为热，木生火也。热极湿动，火生土也。上热下湿，人居其中而暑成矣。若纯热不兼湿者，仍归前条温热例，不得混入暑也。形似伤寒者，谓头痛、身痛、发热恶寒也。水火极不同性，各造其偏之极，反相同也。故经谓：水极而似火也，火极而似水也。伤寒，伤于水气之寒，故先恶寒而后发热，寒郁人身卫阳之气而为热也，故仲景《伤寒论》中，有已发热或未发热之文。若伤暑则先发热，热极而后恶寒，盖火盛必克金，肺性本寒，而复恶寒也。然则伤暑之发热恶寒虽与伤寒相似，其所以然之故实不同也，学者诚能究心于此，思过半矣。脉洪大而数，甚则芤，对伤寒之脉浮紧而言也。独见于右手者，对伤寒之左脉大而言也，右手主上焦气分，且火克金也，暑从上而下，不比伤寒从下而上，左手主下焦血分也，故伤暑之左脉反小于右。口渴甚、面赤者，对伤寒太阳证面不赤、口不渴而言也；火烁津液，故口渴，火甚未有不烦者，面赤者，烦也，烦字从火从页，谓火现于面也。汗大出者，对伤寒汗不出而言也。首白虎例者，盖白虎乃秋金之气，所以退烦暑，白虎为暑温之正例也。其源出自《金匮》，守先圣之成法也。

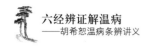 **白虎汤、白虎加人参汤方**并见前

【胡希恕按】

白虎证而用白虎方，原无可议。偏又有伤寒从下而上，左手脉大主下焦血分；而伤暑从上而下，右手脉大主上焦气分，并面赤即烦之义。统是无中生有说法，令人难为信服。

二十三、《金匮》谓太阳中暍，发热恶寒，身重而疼痛，其脉弦细芤迟，小便已，洒然毛耸，手足逆冷，小有劳，身即热，口开，前板齿燥。若发其汗，则恶寒甚；加温针，则发热甚；数下，则淋甚，可与东垣清暑益气汤。

张石顽注：谓太阳中暍，发热恶寒，身重而疼痛，此因暑而伤风露之邪，手太阳标证也。手太阳小肠属火，上应心包，二经皆能制金烁肺，肺受火刑，所以发热恶寒似足太阳证。其脉或见弦细，或见芤迟，小便已，洒然毛耸，此热伤肺胃之气，阳明本证也。愚按：小便已，洒然毛耸，似乎非阳明证，乃足太阳膀胱证也。盖膀胱主水，火邪太甚而制金，则寒水来为金母复仇也。所谓五行之极，反兼胜己之化。发汗则恶寒甚者，气虚重夺当作伤其津当作阳也。温针则发热甚者，重伤经中之液，转助时火。肆虐于外也。数下之则淋甚者，劫其在里之阴，热势乘机内陷也。此段经文，本无方治，东垣特立清暑益气汤，足补仲景之未逮。

愚按：此言太过，仲景当日，必有不可立方之故，或曾立方而后世脱简，皆未可知，岂东垣能立而仲景反不能立乎？但细按此证，恰可与清暑益气汤，曰可者，仅可而有所未尽之词，尚望遇是证者，临时斟酌尽善。至沈目南《金匮要略注》，谓当用辛凉甘寒，实于此证不合。盖身重疼痛，证兼寒湿也。即目南自注，谓发热恶寒，身重疼痛，其脉弦细芤迟，内暑而兼阴湿之变也。岂有阴湿而用甘寒，柔以济柔之理？既曰阴湿，岂辛凉所能胜任！不待辩而自明。

清暑益气汤方 辛甘化阳，酸甘化阴，复法

黄芪一钱 黄柏一钱 麦冬二钱 青皮一钱 白术一钱五分 升麻三分 当归七分 灵草一钱 神曲一钱 人参一钱 泽泻一钱 五味子八分 陈皮一钱 苍术一钱五分 葛根三分 生姜二片 大枣二枚

水五杯，煮取二杯，渣再煎一杯，分温三服。虚者得宜，实者禁用；汗不出而但热者禁用。

【胡希恕按】

原文乃仲景为中暍证所下的提纲，并暗示其病原与治法。

中暍即中暑，亦即本书所谓暑温、西医所谓日射病与热射病。

人既中于暑，在机体的良能作用下，扩张其体表血管为汗出的机转，以增加其热的放散，故始则亦同伤寒，而作发热恶寒身疼痛等表证。

惟此病不由病菌感染，乃由于物理性的热毒，热势充盛表里，虽作伤寒类似的表证，（然而）不但里证表现烦渴，而外证亦必身重。此身重为表里俱为热困之候，与水气为证之身重不同。《伤寒论》白虎汤主治的三阳合病身重，与此正是同证。

血液由于大量汗出而减少，最后引起血液循环的衰竭，故脉应之为弦细芤迟。

"小便已"以下（编者按：洒然毛耸，手足逆冷，小有劳，身即热，口开，前板齿燥）均就体液虚竭上（的病因，所）指出的重笃证候。正所以示热为病原，体液枯竭乃是死因。

加温针则发热甚，数下则淋甚，亦正所以示此病不得再行动热、再行伤津为治，与温病戒以汗、下、温针同一取义，教人于解热救津处着眼施治。

不过，于此还须更进一步地体认：热毒充盛内外，伤人体液最速，若津耗血少而至引起血液循环的衰竭程度，更必影响代谢机能的沉衰而为阴虚（编者按：胡老所言"阴虚"，特指"阴性虚证"之意，包含现行教材所言"阳气虚、阴津血虚"）的死证。

盖体液不亏而亡阳者，犹可放手以温性亢奋药如姜附辈以复阳；若体液虚竭而亡阳者，乃油尽烛息之候，姜附亦难以为力，故死。此仲景所以有急下证以垂示医家，教人于猛急热证必须急去其热毒以存津。

若津大伤、虚衰已甚时，则必挽救无及。本条所示证候，亦属其例。此所以不出方，其实亦无方可用。若治亦只有白虎重加人参一试，东垣清暑益气汤又何足以当之。

又于猛恶温热证，则必须急下其热，我每用炙甘草汤去桂姜参枣，加大量石膏、大黄，为益津下热之治，极验，学者可试之。

清暑益气汤的研究：暑伤元气，在表不宜汗；湿伤中气，在里不宜泄。细考方药，亦不外仿仲师小柴胡汤，讲求清解为主。

畏柴胡之升提，因代以升麻、葛根。畏半夏之燥，因代以二皮，又佐以二术、泽泻以利湿，以黄柏易黄芩，亦取燥湿稍胜之意，合参、姜、枣、草，大似小柴胡汤义。又以伤则宜补，乃另取归、芪、麦冬、五味为益气血而滋燥；加神曲助消磨以益脾胃。

暑为湿阻，而热不退，邪因虚留，而病不解。此方为消息之用，亦有可取。

二十四、手太阴暑温，如上条证，但汗不出者，新加香薷饮主之。

证如上条，指形似伤寒，右脉洪大，左手反小，面赤口渴而言。但以汗不能自出，表实为异，故用香薷饮发暑邪之表也。按香薷辛温芳香，能由肺之经而达其络。鲜扁豆花，凡花皆散，取其芳香而散，且保肺液，以花易豆者，恶其呆滞也，夏日所生之物，多能解暑，惟扁豆花为最。如无花时，用鲜扁豆皮，若再无此，用生扁豆皮。厚朴苦温，能泄实满。厚朴，皮也，虽走中焦，究竟肺主皮毛，以皮从皮，不为治上犯中。若黄连、甘草，纯然里药，暑病初起，且不必用，恐引邪深入，故易以连翘、银花，取其辛凉达肺经之表，纯从外走，不必走中也。

温病最忌辛温，暑病不忌者，以暑必兼湿，湿为阴邪，非温不解，故此方香薷、厚朴用辛温，而余则佐以辛凉云。下文湿温论中，不惟不忌辛温，且用辛热也。

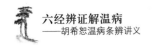 **新加香薷饮方**辛温复辛凉法

香薷二钱　银花三钱　鲜扁豆花三钱　厚朴二钱　连翘二钱

水五杯，煮取二杯。先服一杯，得汗止后服；不汗再服；服尽不汗，再作服。

【胡希恕按】

脉洪大，面赤，口渴，为盛热之征。里热盛实，反致汗不出而为表实之证。

正宜施清里解表，重者可用大青龙汤，轻者可用麻杏石甘汤，石膏重其量而不发大汗也。

所出新加香薷饮，药证不对，何得妄试？！

此证毫无湿候，后世家均以臆测用方，不足为法。

新加香薷饮的研究：以香薷发汗解表，银花、连翘清热解毒，扁豆花利湿，厚朴宽胀，此亦解热利湿解表之剂，然药少而用杂，非属正制。

二十五、手太阴暑温，服香薷饮，微得汗，不可再服香薷饮重伤其表，暑必伤气，最令表虚，虽有余证，知在何经，以法治之。

按： 伤寒非汗不解，最喜发汗；伤风亦非汗不解，最忌发汗，只宜解肌。此麻、桂之异其治，即异其法也。温病亦喜汗解，最忌发汗，只许辛凉解肌，辛温又不可用，妙在导邪外出，俾营卫气血调和，自然得汗，不必强责其汗也。若暑温、湿温则又不然，暑非汗不解，可用香薷发之。发汗之后，大汗不止，仍归白虎法。固不比伤寒、伤风之漏汗不止，而必欲桂、附护阳实表，亦不可屡虚其表，致令厥脱也。观古人暑门有生脉散法，其义自见。

【胡希恕按】

表不解，有汗宜桂枝汤，无汗宜麻黄汤，此单就无里证的太阳病一般原则说法。

假如有里热之候，其人渴、烦、口干、脉大，虽表证俱备而无汗，亦宜重用石膏加于发表剂中，而为表里双解之治，大青龙汤、越婢汤皆具此义。

若汗出而渴，虽恶寒，乃阳明初结征象，即便身疼痛，亦宜白虎加桂枝，为清里兼以解表之治。

若其人多湿，更须讲求逐水解表之法，增苓术于发表剂中，为例甚多，为效至捷。

里气不通，表气不畅，虽发汗而汗必不出，表必不解。

至发汗之后，大汗不止，乃属误治，应视脉证，而为救治。

亦绝无伤寒、伤风之漏汗不止，必欲桂附；而暑温漏汗不止，必归白虎。巧言误人，大失法度，故不得不辨。

又温暑大热，机体为达成出汗放散高温的机转，故现表证。如限于良能的不济，而为汗不出，因势汗之，原属正治。但汗已出而病不愈，是邪盛未得尽由表解，当讲求随证治之，岂得再行发汗、重伤其表？！

后世家就病名为治者，可犯此弊，然仲景未尝以此教人。

二十六、手太阴暑温，或已经发汗，或未发汗，而汗不止，烦渴而喘，脉洪大有力者，白虎汤主之；脉洪大而芤者，白虎加人参汤主之；身重者，湿也，白虎加苍术汤主之；汗多，脉散大，喘喝欲脱者，生脉散主之。

此条与上文少异者，只"已经发汗"一句。

白虎加苍术汤方

即于白虎汤内加苍术三钱。

汗多而脉散大，其为阳气发泄太甚，内虚不司留恋可知。生脉散酸甘化阴，守阴所以留阳，阳留，汗自止也。以人参为君，所以补肺中元气也。

生脉散方 酸甘化阴法

人参三钱　麦冬二钱，不去心　五味子一钱

水三杯，煮取八分二杯，分二次服，渣再煎服，脉不敛，再作服，以脉敛为度。

【胡希恕按】

汗多、脉散大，乃体液亡失过多，而致血虚之候。但以热在，虽血虚而脉不微细，此与亡阳漏汗不止的为证大异，故急讲生津敛汗之治，与阴虚证（编者按：胡老所言"阴虚"，特指"阴性虚证"之意。此处含义相当于现行教材所言"虚寒"）必用姜附之为治不同。

生脉散功在敛汗以存津，"守阴留阳说"非。

生脉散的研究：补以人参，润以麦冬，敛以五味，汗多津伤，脉虚散大，以此救阴扶虚亦可。

二十七、手太阴暑温，发汗后，暑证悉减，但头微胀，目不了了，余邪不解者，清络饮主之。邪不解而入中下焦者，以中下法治之。

既曰余邪，不可用重剂明矣，只以芳香轻药清肺络中余邪足矣。倘病深而入中下焦，又不可以浅药治深病也。

清络饮方 辛凉芳香法

鲜荷叶边二钱　鲜银花二钱　西瓜翠衣二钱　鲜扁豆花一枝　丝瓜皮二钱

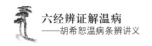
鲜竹叶心二钱

水二杯，煮取一杯，日二服。凡暑伤肺经气分之轻证皆可用之。

【胡希恕按】

本方清热解毒，用于余热不净而为善后调理之治固可，惟"头微胀，目不了了"，颇似热炽津枯、害及头脑重证，与此轻剂，万难为治。不过谓为"余邪"，当不似上述剧患。

后世不究脉证，只是想当然耳。

"暑伤肺经气分之轻证"，究竟做何症状？谓为"皆可用之"，令后人如何遵循？真是误人于不言中者！

清络饮的研究：六物清热利湿祛痰安中，虽属平易清淡，而于微湿余热犹不了了时，以之消息而为调理之用，正是妙制。

二十八、手太阴暑温，但咳无痰，咳声清高者，清络饮加甘草、桔梗、甜杏仁、麦冬、知母主之。

咳而无痰，不嗽可知，咳声清高，金音清亮，久咳则哑，偏于火而不兼湿也。即用清络饮，清肺络中无形之热，加甘、桔开提，甜杏仁利肺而不伤气，麦冬、知母保肺阴而制火也。

清络饮加甘桔甜杏仁麦冬知母方

即于清络饮内，加甘草一钱，桔梗二钱，甜杏仁二钱，麦冬三钱，知母三钱。

【胡希恕按】

　　既云手太阴暑温，当有脉洪大而数，口渴甚、面赤、汗大出等症；咳而无痰，又是热炽伤肺景象。竹叶石膏汤或可适应。

　　本方亦未免失之过轻。无痰而用桔梗亦非。

　　假如不关乎暑温，而只是虚火咳嗽、咽痛不利等证，用此或可有效。

　　二十九、两太阴暑温，咳而且嗽，咳声重浊，痰多，不甚渴，渴不多饮者，小半夏加茯苓汤再加厚朴杏仁主之。

　　既咳且嗽，痰涎复多，咳声重浊，重浊者，土音也，其兼足太阴湿土可知。不甚渴，渴不多饮，则其中之有水可知，此暑温而兼水饮者也。故以小半夏加茯苓汤蠲饮和中；再加厚朴、杏仁，利肺泻湿，预夺其喘满之路；水用甘澜，取其走而不守也。

　　此条应入湿温，却列于此处者，以与上条为对待之文，可以互证也。

　　小半夏加茯苓汤再加厚朴杏仁方 辛温淡法

半夏八钱　　茯苓块六钱　　厚朴三钱　　生姜五钱　　杏仁三钱

甘澜水八杯，煮取三杯，温服，日三。

【胡希恕按】

本条述证，当是水停气滞所作。

本方不如小半夏加茯苓汤与半夏厚朴汤合用为佳。

但此又何得谓为暑温？

假如热盛，更必须加石膏，须知。

有小半夏加茯苓汤证，而更喘满者，以此加味处置亦可。

三十、脉虚，夜寐不安，烦渴，舌赤，时有谵语，目常开不闭，或喜闭不开，暑入手厥阴也。手厥阴暑温，清营汤主之。舌白滑者，不可与也。

夜寐不安，心神虚而阳不得入阴也。烦渴舌赤，心用恣而心体亏也。时有谵语，神明欲乱也。目常开不闭，目为火户，火性急，常欲开以泄其内火、且阳不下交于阴也；或喜闭不喜开者，阴为亢阳所损，阴损则恶见阳光也。故以清营汤急清宫中之热，而保离中之虚也。若舌白滑，不惟热重，湿亦重矣，湿重忌柔润药，当于湿温例中求之，故曰不可与清营汤也。

🌿 **清营汤方** 咸寒苦甘法

犀角三钱　生地五钱　元参三钱　竹叶心一钱　麦冬三钱　丹参二钱　黄连一钱五分　银花三钱　连翘二钱，连心用

水八杯，煮取三杯，日三服。

【胡希恕按】

此所述证，纯是热炽血枯为候，急宜下热救阴治法。

清营汤虽可用，但不如玉女煎去牛膝合泻心汤有捷效。

此即清宫汤的变局，去莲子心而增生地、丹参、银花、黄连，除凉血通瘀作用较胜外，余则无大差异。

三十一、手厥阴暑温，身热，不恶寒，精神不了了，时时谵语者，安宫牛黄丸主之，紫雪丹亦主之。

身热，不恶寒，已无手太阴证，神气欲昏，而又时时谵语，不比上条时有谵语，谨防内闭，故以芳香开窍、苦寒清热为急。

安宫牛黄丸、紫雪丹方义并见前

【胡希恕按】

就所述证，只是热结于里、侵犯头脑证候。

不必问燥屎有无，法当急下。实无用安宫牛黄丸或紫雪丹之必要。

后世一遇神识欲昏，不究脉证，一意乞灵于牛黄、犀角等珍贵药物。假如不效，医家病家无不认作天命，毫不知悔，殊属可叹！

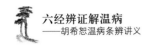

三十二、暑温，寒热，舌白不渴，吐血者，名曰暑瘵，为难治，清络饮加杏仁薏仁滑石汤主之。

寒热，热伤于表也；舌白不渴，湿伤于里也，皆在气分。而又吐血，是表里气血俱病，岂非暑瘵重证乎？此证纯清则碍虚，纯补则碍邪，故以清络饮清血络中之热，而不犯手；加杏仁利气，气为血帅故也；薏仁、滑石，利在里之湿，冀邪退气宁而血可止也。

清络饮加杏仁薏仁滑石汤方

即于清络饮内加杏仁二钱，滑石末三钱，薏仁三钱，服法如前。

【胡希恕按】

肺结核患者，或素有胃出血患者，复受外感，每诱发大吐血证，本条所论或即指此。

不过，（本病）现小柴胡汤加石膏、或合泻心汤、或合黄解丸、或合桂枝茯苓丸等见证为多。

清络饮加杏仁薏仁滑石汤，（若不参乎脉证）乃出之臆测，不足法。

清络饮加杏仁薏仁滑石汤的研究：以杏仁解散于上，以薏苡仁、滑石通利于下，湿行气畅，则清络饮乃能收其清肃邪热之功。

三十三、小儿暑温，身热，卒然痉厥，名曰暑痫，清营汤主之，亦可少与紫雪丹。

小儿之阴，更虚于大人，况暑月乎！一得暑温，不移时有过卫入营者，盖小儿之脏腑薄也。血络受火邪逼迫，火极而内风生，俗名急惊，混与发散消导，死不旋踵，惟以清营汤清营分之热而保津液，使液充阳和，自然汗出而解，断断不可发汗也。可少与紫雪者，清包络之热而开内窍也。

【胡希恕按】

　　小儿暑温，此证常有。"混与发散消导，死不旋踵"确是经验实谈。

　　所出方治，亦极平妥。但（本病）发大小柴胡汤加石膏证者颇多，须知。

三十四、大人暑痫，亦同上法。热初入营，肝风内动，手足瘛疭，可于清营汤中加钩藤、丹皮、羚羊角。

清营汤、紫雪丹方法并见前

【胡希恕按】

　　大人与小儿如属同证，只用药有轻重之分，治法并无异致。

　　不过热盛津伤而为痉厥，当随证救治，不得局限一方。

　　清营汤加钩藤丹皮羚羊角方的研究：钩藤、羚羊角清热起阴而治痉，丹皮祛瘀以和血，合于清营汤中，以治因热致痫，而为痉厥之候者，颇属易知。

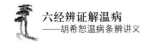

伏　暑

三十五、暑兼湿热，偏于暑之热者为暑温，多手太阴证而宜清；偏于暑之湿者为湿温，多足太阴证而宜温；湿热平等者两解之。各宜分晓，不可混也。

此承上起下之文。按暑温、湿温，古来方法最多精妙，不比前条温病毫无尺度，本论原可不必再议，特以《内经》有"先夏至为病温、后夏至为病暑"之明文，是暑与温，流虽异而源则同，不得言温而遗暑，言暑而遗湿。又以历代名家，悉有蒙混之弊，盖夏日三气杂感，本难条分缕析，惟叶氏心灵手巧，精思过人，案中治法，丝丝入扣，可谓汇众善以为长者，惜时人不能知其一二；然其法散见于案中，章程未定，浅学者读之，有望洋之叹，无怪乎后人之无阶而升也。故本论摭拾其大概，粗定规模，俾学者有路可寻。精妙甚多，不及备录，学者仍当参考名家，细绎叶案，而后可以深造。再按张洁古云：静而得之为中暑，动而得之为中热；中暑者，阴证，中热者，阳证。呜呼！洁古笔下如是不了了，后人奉以为规矩准绳，此医道之所以难言也。试思中暑，竟无动而得之者乎？中热，竟无静而得之者乎？似难以动静二字分暑、热。又云：中暑者阴证，暑字从日，日岂阴物乎？暑中有火，火岂阴邪乎？暑中有阴耳，湿是也，非纯阴邪也。中热者阳证，斯语诚然，要知热中亦兼秽浊，秽浊亦阴类也，是中热非纯无阴也。盖洁古所指之中暑，即本论后文之湿温也；其所指之中热，即本论前条之温热也。张景岳又细分阴暑，阳暑，所谓阴暑者，即暑之偏于湿，而成足太阴之里证也；阳暑者，即暑之偏于热，而成手太阴之表证也。学人非目无全牛，不能批隙中窾。宋元以来之名医，多自以为是，而不求之自然之法象，无怪乎道之常不明，而时人之随手杀人也，可胜慨哉！

　【胡希恕按】

　　仲景所著《伤寒论》以六经名病，乃述"万病一致"的病理生理规律。

　　虽病变的种类繁多，人体的禀赋各异，而致病的因素亦至复杂，但在病理过程上，由于机体机能的变化，而有许多各别类型的症状反应。依据经久的体验，这些类型的症状，不外反映着为病的阴阳表里虚实，仲景乃括之以六经，树立了中医学特有的病理生理学的大纲。曰合病，曰并病，曰转属，又所以示阴阳表里虚实错综互见之证。

　　惟此为罹病机体的一般类型的反应，不论何种疾病的表示，均不出此范围。暑之为病又何能例外？如其为阴，当见阴证；如其为阳，当现阳证；如其为湿为热为表为里，亦必当见为湿为热为表为里之证。

　　中暑之为因虽同，因人的体质而异。不知就证以辨其归属、以明确其方治，只就所见之一偏，而臆测其病原，作无谓之争端，是皆未入仲景之门。乃为此背道法而误后世之乱言，并将我经验有据的医学，葬送于不科学的境地，大是可惜！

三十六、长夏受暑，过夏而发者，名曰伏暑。霜未降而发者少轻，霜既降而发者则重，冬日发者尤重，子、午、丑、未之年为多也。

长夏盛暑，气壮者不受也；稍弱者但头晕片刻，或半日而已；次则即病；其不即病而内舍于骨髓，外舍于分肉之间，气虚者也。盖气虚不能传送暑邪外出，必待秋凉金气相搏而后出也，

金气本所以退烦暑，金欲退之，而暑无所藏，故伏暑病发也。其有气虚甚者，虽金风亦不能击之使出，必待深秋大凉、初冬微寒相逼而出，故尤为重也。子、午、丑、未之年为独多者，子、午君火司天，暑本于火也；丑、未湿土司天，暑得湿则留也。

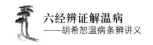

【胡希恕按】

此只是流行感冒的一种，西医谓由滤过性病毒所致，四季均有，发作时的病型很复杂。于表证时，亦可有麻黄（汤）及桂枝汤证。本书只取偏热的一种，其实就是温病的类型。

后世不明所以，执着时令，因有春温、暑温、伏暑等不同名目，解释病理幼稚可笑，毫不足取。

"子午丑未之年为独多"，乃附会《内经》运气之说，亦毫无科学价值之可言。

三十七、头痛，微恶寒，面赤烦渴，舌白，脉濡而数者，虽在冬月，犹为太阴伏暑也。

头痛、恶寒，与伤寒无异；面赤烦渴，则非伤寒矣，然犹似伤寒阳明证；若脉濡而数，则断断非伤寒矣。盖寒脉紧，风脉缓，暑脉弱，濡则弱之象，弱即濡之体也。濡即离中虚，火之象也；紧即坎中满，水之象也。火之性热，水之性寒，象各不同，性则迥异，何世人悉以伏暑作伤寒治，而用足六经羌、葛、柴、芩，每每杀人哉！象各不同，性则迥异，故曰虽在冬月，定其非伤寒而为伏暑也。冬月犹为伏暑，秋日可知。伏暑之与伤寒，犹男女之别，一则外实中虚，一则外虚中实，岂可混哉。

【胡希恕按】

　　伤寒不必发于冬，温病亦不必发于春夏。只是（很多医家）不知中医以证名病之义，咬定时令偏见，乃立此臆度病理与病名。

　　（本条）述证，明是多热津虚之表病，深习伤寒者均知为表里双解之治。何能妄施麻黄、桂枝等汤，专为发表之治？

　　动手杀人者，均是依据各自揣想，不明"随证治之"之辈。

　　滥用麻桂（麻黄、桂枝）以施于温热，与滥用麦地（麦冬、生地）以施于伤寒，为祸正同。

三十八、太阴伏暑，舌白口渴，无汗者，银翘散去牛蒡、元参，加杏仁、滑石主之。

此邪在气分而表实之证也。

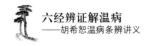 **【胡希恕按】**

就所述证观之，还宜去桔梗再加生石膏。如无小便不利，亦无加滑石之必要。

白虎汤专清里，故有表证则不可与之。但石膏配合表药，正是清肃表里之治。

后世以石膏之禁，视同白虎，实不知仲景用药之法。滥用其方，焉能不杀人？！

银翘散去牛蒡子元参加杏仁滑石方的研究：此即银翘散原方去牛蒡子一味，而加利气之杏仁与利尿之滑石，亦取表因里湿而不解，而益以散利之品，以达成里和表解之治。

三十九、太阴伏暑，舌赤，口渴，无汗者，银翘散加生地、丹皮、赤芍、麦冬主之。

此邪在血分，而表实之证也。

 【胡希恕按】

舌赤口渴乃火气上炎之征。既云"表实"，生地、麦冬等滋阴强壮药物，万不可加。仍宜上法治之为妥。

银翘散加生地丹皮赤芍麦冬方的研究：加此四物，不过兼为滋阴凉血散瘀之治。惟杂滋阴于发表药中，有失用药法度，不可取法。尤其阳气盛于表者，此方万不可投。

四十、太阴伏暑。舌白口渴，有汗，或大汗不止者，银翘散去牛蒡子、元参、芥穗，加杏仁、石膏、黄芩主之；脉洪大，渴甚，汗多者，仍用白虎法；脉虚大而芤者，仍用人参白虎法。

此邪在气分而表虚之证也。

【胡希恕按】

既无表证，何得再用薄荷？

前后为证均宜白虎汤，或白虎汤加人参。

若前证有喘满的表不解证，麻杏石膏汤亦有可予机会。

银翘散去牛蒡子元参芥穗加杏仁石膏黄芩方的研究：银翘散去牛蒡子、芥穗，而加杏仁、石膏、黄芩之变制，于原方证热盛汗出、喘嗽较甚时，或可为用。

此颇具麻杏石甘汤意，而祛热作用较胜于彼。施于暑温证，更为平安。

四十一、太阴伏暑，舌赤，口渴，汗多，加减生脉散主之。

此邪在血分，表虚之证也。

【胡希恕按】

此宜白虎汤加生地、黄连，无用加减生脉散之必要。

加减生脉散的研究：以沙参易人参，取其祛瘀行气之力，另加益血之生地、祛瘀之丹皮，合麦冬、五味之滋润收敛，共为养血化瘀强壮解热之治。

虚羸少气，而脉虚热亢者，用此救阴抑燥亦可，但方药板滞，无足取法。

🪷 银翘散去牛蒡子元参加杏仁滑石方

即于银翘散内去牛蒡子、元参，加杏仁六钱、飞滑石一两。服如银翘散法。胸闷加郁金四钱、香豉四钱；呕而痰多加半夏六钱、茯苓六钱；小便短加薏仁八钱、白通草四钱。

【胡希恕按】

原方无元参，此云"去元参"非。

🪷 银翘散加生地丹皮赤芍麦冬方

即于银翘散内加生地六钱、丹皮四钱、赤芍四钱、麦冬六钱。服法如前。

银翘散去牛蒡子元参芥穗加杏仁石膏黄芩方

即于银翘散内去牛蒡子、元参、芥穗，加杏仁六钱、生石膏二两、黄芩五钱。服法如前。

白虎法、白虎加人参法俱见前

加减生脉散方酸甘化阴法

沙参三钱　　麦冬三钱　　五味子一钱　　丹皮二钱　　细生地三钱

水五杯，煮二杯，分温再服。

四十二、伏暑、暑温、湿温，证本一源，前后互参，不可偏执。

【胡希恕按】

本来全是温病一类，随证候之出入变化条示治疗的方剂，于法至当。巧立名目，亦大可不必。

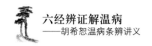
湿　温

四十三、头痛，恶寒，身重疼痛，舌白不渴，脉弦细而濡，面色淡黄，胸闷不饥，午后身热，状若阴虚，病难速已，名曰湿温。汗之则神昏耳聋，甚则目瞑不欲言；下之则洞泄；润之则病深不解，长夏深秋冬日同法，三仁汤主之。

头痛，恶寒，身重疼痛，有似伤寒，脉弦濡，则非伤寒矣。舌白不渴，面色淡黄，则非伤暑之偏于火者矣。胸闷不饥，湿闭清阳道路也。午后身热，状若阴虚者，湿为阴邪，阴邪自旺于阴分，故与阴虚同一午后身热也。湿为阴邪，自长夏而来，其来有渐，且其性氤氲黏腻，非若寒邪之一汗而解，温热之一凉则退，故难速已。世医不知其为湿温。见其头痛恶寒，身重疼痛也，以为伤寒而汗之，汗伤心阳，湿随辛温发表之药蒸腾上逆，内蒙心窍则神昏，上蒙清窍则耳聋、目瞑、不言。见其中满不饥，以为停滞而大下之，误下伤阴，而重抑脾阳之升，脾气转陷，湿邪乘势内渍，故洞泄。见其午后身热，以为阴虚而用柔药润之，湿为胶滞阴邪，再加柔润阴药，二阴相合，同气相求，遂有锢结而不可解之势。惟以三仁汤轻开上焦肺气，盖肺主一身之气，气化则湿亦化也。湿气弥漫，本无形质，以重浊滋味之药治之，愈治愈坏。伏暑湿温，吾乡俗名秋呆子，悉以陶氏《六书》法治之，不知从何处学来，医者呆，反名病呆，不亦诬乎！再按：湿温较诸温，病势虽缓而实重，上焦最少，病势不甚显张，中焦病最多，详见中焦篇，以湿为阴邪故也，当于中焦求之。

三仁汤方

杏仁五钱　飞滑石六钱　白通草二钱　白蔻仁二钱　竹叶二钱　厚朴二钱
生薏仁六钱　半夏五钱

甘澜水八碗，煮取三碗，每服一碗，日三服。

【胡希恕按】

此即湿遏热郁的风湿表证，正宜麻黄杏仁薏苡甘草汤，取微汗为治。

湿家有表候，本不忌发汗，惟须兼逐湿，则汗不至多，湿得以行，而表亦自解。

不然，则大汗出，湿反留，病必不治。且湿热之毒，因药所激，上冲头脑，则神昏、耳聋、目瞑、不语等变，亦所难免。然此非麻黄为药之过，乃不知麻黄配合为用之过；亦非湿温发汗之误，乃湿温发汗不合法之误。

后世不按证候用方，只就时令寒热燥湿测度用药，乃有夏禁麻黄、冬戒石膏之谬说。

三仁汤方不过燥湿利水之剂，用于水停心下而为喘满咳逆等证，或当有效。然施于湿温表证，大是非法。

三仁汤的研究：杏仁、竹叶、半夏，降浊于上；薏苡仁、滑石、通草，利尿于下；白蔻仁、厚朴，消满于中。

如是则三焦通畅，湿行热解，恶寒、身重痛及满闷等症不治均治矣。此亦和里解外之法，确是佳制。

四十四、湿温邪入心包，神昏肢逆，清宫汤去莲心、麦冬，加银花、赤小豆皮，煎送至宝丹，或紫雪丹亦可。

湿温着于经络，多身痛身热之候，医者误以为伤寒而汗之，遂成是证。仲景谓湿家忌发汗，发汗则病痉。湿热相搏，循经入络，故以清宫汤清包中之热邪，加银花、赤豆以清湿中之热，而又能直入手厥阴也。至宝丹去秽浊，复神明，若无至宝，即以紫雪代之。

清宫汤去莲心麦冬加银花赤小豆皮方

犀角一钱　连翘心三钱　元参心二钱　竹叶心二钱　银花二钱　赤小豆皮三钱

至宝丹、紫雪丹方并见前

【胡希恕按】

《金匮要略》曰"风湿相搏，一身尽疼痛，法当汗出而解"，又曰"湿家，身烦疼，可与麻黄加术汤发其汗为宜"，此均是仲景指示的明文。今谓"湿家忌发汗，发汗则病痉"

出之仲景书，此公何好改易经文如此。

"太阳病，发汗太多因致痉"，此为仲景语，然此只是指示痉由津虚筋肉失调所致病，是泛就太阳证发汗失法为论，亦不得谓"湿家忌发汗"、神昏肢逆即由误汗所致。

亦宜就全面证候，讲求救治之道。只凭片面症状，而用清宫、至宝、紫雪之治，亦欠妥当，（不可讳言，确有某些）后世家之伎俩，于仲景之治道大法，可谓毫无所知。

清宫汤去莲心麦冬加银花赤小豆皮方的研究：去麦冬、莲心之滋补，加银花、小豆之解热毒以行湿瘀，故有利于兼湿之治。

四十五、湿温喉阻咽痛，银翘马勃散主之。

肺主气，湿温者，肺气不化，郁极而一阴一阳谓心与胆也之火俱结也。盖金病不能平木，木反夹心火来刑肺金。喉即肺系，其闭在气分者即阻，闭在血分者即痛也，故以轻药开之。

银翘马勃散方 辛凉微苦法

连翘一两　牛蒡子六钱　银花五钱　射干三钱　马勃二钱

上杵为散，服如银翘散法。不痛但阻甚者，加滑石六钱、桔梗五钱、苇根五钱。

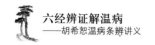

【胡希恕按】

喉阻究竟是阻气息或阻饮食？咽痛究竟是伤痛或是肿痛？喉阻咽痛谓为湿温，湿温的证候是什么？令人无从为法。

射干化痰散结气，马勃散热消肿痛，合于清热解毒药中，以治咽阻痛或有可能，然与湿温何干？！

银翘马勃散的研究：连翘、牛蒡、银花，消炎以解毒，射干以破气结，马勃以治肿痛，亦简要之方。

四十六、太阴湿温，气分痹郁而哕者俗名为呃，宣痹汤主之。

上焦清阳膹郁，亦能致哕，治法故以轻宣肺痹为主。

宣痹汤苦辛通法

枇杷叶二钱　郁金一钱五分　射干一钱　白通草一钱　香豆豉一钱五分

水五杯，煮取二杯，分二次服。

【胡希恕按】

哕为胃中事，何得拉到太阴上面？肺痹将有窒息大患，然与哕无关。

此方治咳逆上气之轻症可效，但不能治哕。

宣痹汤的研究：枇杷、射干下气以制逆，郁金、香豉解郁行瘀，通草利湿下行，此亦用治湿阻气郁之方。

四十七、太阴湿温，喘促者，《千金》苇茎汤加杏仁、滑石主之。

《金匮》谓喘在上焦，其息促。太阴湿蒸为痰，喘息不宁，故以苇茎汤轻宣肺气，加杏仁、滑石利窍而逐热饮。若寒饮喘咳者，治属饮家，不在此例。

千金苇茎汤加滑石杏仁汤 辛淡法

苇茎五钱　薏苡仁五钱　桃仁二钱　冬瓜仁二钱　滑石三钱　杏仁三钱

水八杯，煮取三杯，分三次服。

【胡希恕按】

苇茎汤通瘀排脓，《金匮要略》用以治肺痈。

今湿蒸为痰，喘息不宁，用此方于证不适。

仲景治喘息方法颇多，应随证加以取舍，尤不必专在热饮、寒饮上讲治法。

苇茎汤加滑石杏仁汤的研究：肺为湿瘀所阻，为肿为痈，或喘促浊痰，皆可以苇茎汤治之。加滑石、杏仁利湿行气之品亦可，但只是湿温郁阻，而无脓血之候者，究属不甚合拍。

四十八、《金匮》谓太阳中暍，身热疼痛而脉微弱，此以夏月伤冷水，水行皮中所致也，一物瓜蒂汤主之。

此热少湿多，阳郁致病之方法也。瓜蒂涌吐其邪，暑湿俱解，而清阳复辟矣。

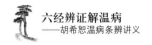 **一物瓜蒂汤方**

瓜蒂二十个

上捣碎，以逆流水八杯，煮取三杯，先服一杯，不吐再服，吐停后服。虚者加参芦三钱。

【胡希恕按】

虚证不得用此剂。

"虚者加参芦三钱"说不可从，方证已详释，于《金匮要略》可参看。

四十九、寒湿伤阳，形寒脉缓，舌淡或白滑，不渴，经络拘束，桂枝姜附汤主之。

载寒湿，所以互证湿温也。按寒湿伤表阳、中经络之证，《金匮》论之甚详，兹不备录。独采叶案一条，以见湿寒、湿温不可混也。形寒脉缓，舌白不渴，而经络拘束，全系寒证，故以姜、附温中，白术燥温，桂枝通行表阳也。

桂枝姜附汤 苦辛热法

桂枝六钱　干姜三钱　白术生，三钱　熟附子三钱

水五杯，煮取二杯，渣再煮一杯服。

【胡希恕按】

　　湿只是为病的一因，随个体的禀赋不同，及患病久暂等多面的关系，而作寒热虚实等不一的见证，仲景以"随证治之"示人为法，至极精当。

　　把湿分作寒热两个，于义不通，于中医之治道并亦欠明。

　　比如伤寒病菌虽同，但患者可有阴阳为证之相异，我们能说阴证是感染了寒病菌，或阳证是感染了热病菌吗？

　　此理浅明，本不值得一辩，只因后世医家咬定时令运气，说寒说温大乱治道，影响中医的进步非浅，故特出此，以告后学。

　　桂枝姜附汤的研究：此阴虚停饮之制剂（编者按：胡老所言"阴虚"，特指"阴性虚证"之意，此处含义相当于现行教材所言"虚寒"），姜附起沉衰之阳气，桂枝、白术降冲气以利水，论谓治"寒湿伤阳，经络拘束"证，亦不如用真武汤较为妥当。

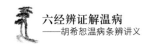

温　疟

五十、骨节疼烦，时呕，其脉如平，但热不寒，名曰温疟，白虎加桂枝汤主之。

阴气先伤，阳气独发，故但热不寒，令人消烁肌肉，与伏暑相似，亦温病之类也。彼此实足以相混，故附于此，可以参观而并见。治以白虎加桂枝汤者，以白虎保肺清金，峻泻阳明独胜之热，使不消烁肌肉，单以桂枝一味，领邪外出，作向导之官，得热因热用之妙。经云"奇治之不治，则偶治之，偶治之不治，则求其属以衰之"是也，又谓之复方。

白虎加桂枝汤方 辛凉苦甘复辛温法

知母六钱　生石膏一两六钱　粳米一合　桂枝木三钱　炙甘草二钱

水八碗，煮取三碗。先服一碗，得汗为度，不知再服，知后仍服一剂，中病即已。

【胡希恕按】

将《金匮要略》原文，颠倒其词句，意究何在？

骨节疼烦为表不解，时呕为气上冲逆，乃桂枝主治证，故以白虎加桂枝汤主之。

热因热用之说欠妥。仲景随证施治，没有臆测用药处，不得以此诬古人。

详释《金匮要略·疟病脉证并治》，可互参。

五十一、但热不寒，或微寒多热，舌干口渴，此乃阴气先伤，阳气独发，名曰瘅疟，五汁饮主之。

仲景于瘅疟条下，谓以饮食消息之，并未出方，调如是重病，而不用药，特出饮食二字，重胃气可知。阳明于藏象为阳土，于气运为燥金，病系阴伤阳独，法当救阴何疑。重胃气，法当救胃阴何疑。制阳土燥金之偏胜，配孤阳之独亢，非甘寒柔润而何！此喻氏甘寒之论，其超卓无比伦也。叶氏宗之，后世学人，咸当宗之矣。

五汁饮 方见前

加减法：此甘寒救胃阴之方也。欲清表热。则加竹叶、连翘；欲泻阳明独胜之热，而保肺之化源，则加知母；欲救阴血，则加生地、元参；欲宣肺气，则加杏仁；欲行三焦，开邪出路，则加滑石。

【胡希恕按】

仲景于瘅疟条下，并无"以饮食消息之"的词句。于疟病篇首节，后一段话有"弦数者风发也，以饮食消息止之"，然此只是谓弦数的脉，乃风热之诊，必须戒慎于饮食以消息

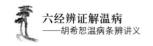

之。言外有治宜清凉，但热久不解，每由于饮食的无节，故更须戒慎于饮食，协合药力才得消之息之的意思。今谓为出之瘅疟条下，何好妄如此！

其实，瘅疟即是温疟，由于阳气独发，阴气遂致孤绝，即体液为盛热所伤之意。不去伤阴之盛热，如何得救孤绝之体液？

甘寒养胃之说，非无所见，然如五汁饮，真所谓饮食消息之法，用于余热不了了时，或可为济；若瘅疟方盛之时，非白虎重剂，如何能制欲焚之热？

故我谓瘅疟之治，应随证或以白虎汤，或以白虎加桂枝汤，或以白虎加人参汤等法治之，专凭五汁饮似属不妥。

五十二、舌白渴饮，咳嗽频仍，寒从背起，伏暑所致，名曰肺疟，杏仁汤主之。

肺疟，疟之至浅者。肺疟虽云易解，稍缓则深，最忌用治疟印板俗例之小柴胡汤，盖肺去少阳半表半里之界尚远，不得引邪深入也，故以杏仁汤轻宣肺气，无使邪聚则愈。

杏仁汤方 苦辛寒法

杏仁 三钱　黄芩 一钱五分　连翘 一钱五分　滑石 三钱　桑叶 一钱五分　茯苓块 三钱　白蔻皮 八分　梨皮 二钱

水三杯，煮取二杯，日再服。

【胡希恕按】

疟疾是疟原虫寄生于人体所致的传染病，已为世人公认的事实，与伏暑无关。并其主要病理的改变是在脾、肝、骨髓和脑，甚少波及肺脏。

《内经》刺疟篇，虽有"肺疟者，令人心寒，寒甚，热，热间善惊，如有所见者，刺手太阴阳明"的一段说法，此只可视作症状名。古人因无科学依据，只就实在症状臆测病原而立名，其实亦是多寒少热的牡疟一类。

仲景论疟，已不按《内经》而举足六经及五脏胃腑之说，无论对于病理的体认和为治之方法，均有长足的进步。

故我谓以《内经》言而解仲景书，大属非是。

本条所谓肺疟，既不合《内经》肺疟之为证；考之疟疾，亦甚少咳嗽频仍之见证，或即伏暑而发作类似疟疾之为证欤？

杏仁汤方的研究：杏仁合连翘、桑叶，宣肺气散热以解表，茯苓、滑石利尿以行湿，黄芩、蔻皮、梨皮，清里以和胃，此亦三杏汤意，为湿阻热郁之治。

五十三、热多昏狂，谵语烦渴，舌赤中黄，脉弱而数，名曰心疟，加减银翘散主之。兼秽，舌浊，口气重者，安宫牛黄丸主之。

心疟者，心不受邪，受邪则死，疟邪始受在肺，逆传心包络。其

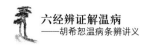
受之浅者，以加减银翘散清肺与膈中之热，领邪出卫；其受之重者，邪闭心包之窍，则有闭脱之危，故以牛黄丸，清宫城而安君主也。

加减银翘散方辛凉兼芳香法

连翘十分　银花八分　元参五分　麦冬五分，不去心　犀角五分　竹叶三分

共为粗末，每服五钱，煎成去渣，点荷叶汁二三茶匙。日三服。

安宫牛黄丸方见前

【胡希恕按】

本条为证，纯是亢热烁津、迫及头脑之象，法宜滋津下热。

如以脉弱不任硝黄为虑，安宫牛黄丸又属近似，加减银翘散实不足以治此疾。

加减银翘散的研究：连翘、银花、竹叶以解热，元参、麦冬以滋阴，更以犀角制热毒而安神明，此亦热盛津虚之制剂。

秋 燥

五十四、秋感燥气，右脉数大，伤手太阴气分者，桑杏汤主之。

前人有云：六气之中，惟燥不为病，似不尽然。盖以《内经》少秋感于燥一条，故有此议耳。如阳明司天之年，岂无燥金之病乎？大抵春秋二令，气候较夏冬之偏寒偏热为平和，其由于冬夏之伏气为病者多，其由于本气自病者少，其由于伏气而病者重，本气自病者轻耳。其由于本气自病之燥证，初起必在肺卫，故以桑杏汤清气分之燥也。

桑杏汤方辛凉法

桑叶一钱　杏仁一钱五分　沙参二钱　象贝一钱　香豉一钱　栀皮一钱　梨皮一钱

水二杯，煮取一杯，顿服之，重者再作服。轻药不得重用，重用必过病所。再一次煮成三杯，其二三次之气味必变，药之气味俱轻故也。

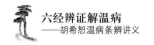

【胡希恕按】

就症状以明确病理生理的一般规律，乃中医特具的精神，诊断与疗法也均从这一方面长成起来。不知致病因素，原不足为中医害。

温热一类病四时皆可有，不必强调季节气候而分诸多臆测名称。

今以右脉数大，即断为秋燥伤了太阴气分，而便以桑杏汤主之。注谓本气自病之燥证，初起必在肺卫，故以桑杏汤清气分之燥。究竟伤在肺卫之燥为如何景象，依据什么知其为燥而用此方呢？此西医同志所以说中医无法接受也（的原因）。

今看方药，不过为清热排痰治咳之用。轻微的风热咳嗽固可为治，然又何得说为秋感燥气呢？

桑叶汤的研究：桑、杏、沙、贝、梨，调气排痰兼清肺热，栀、豉止虚烦以清膈热，此亦清热治咳之套方。

五十五、感燥而咳者，桑菊饮主之。

亦救肺卫之轻剂也。

桑菊饮方见前

【胡希恕按】

感燥而咳者，是何证候？意谓秋时咳嗽即是感秋燥之气，即须用此方欤？

此方亦可能治伤风咳嗽，然亦不限于秋感燥气。

五十六、燥伤肺胃阴分，或热或咳者，沙参麦冬汤主之。

此条较上二条，则病深一层矣，故以甘寒救其津液。

沙参麦冬汤甘寒法

沙参三钱　玉竹二钱　生甘草一钱　冬桑叶一钱五分　麦冬三钱　生扁豆一钱五分　花粉一钱五分

水五杯，煮取二杯，日再服。久热久咳者，加地骨皮三钱。

【胡希恕按】

就此方颇似仿麦门冬汤的变制，当亦意味着火逆上气之见证，咽干、口渴，有津液涸竭自觉的咳嗽证，用之或有效。但亦不必发于秋燥之气。

沙参麦冬汤的研究：沙参、桑叶祛瘀阻以行气，麦冬、玉竹、花粉，抑火逆以滋津，扁豆、甘草和胃以安中，此为治热咳津虚之方，乃由麦门冬汤套出。

五十七、燥气化火，清窍不利者，翘荷汤主之。

清窍不利，如耳鸣、目赤、龈胀、咽痛之类。翘荷汤者，亦清上焦气分之燥热也。

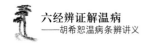 **翘荷汤**辛凉法

薄荷一钱五分　连翘一钱五分　生甘草一钱　黑栀皮一钱五分　桔梗二钱　绿豆皮二钱

水二杯，煮取一杯，顿服之。日服二剂，甚者日三。

加减法：耳鸣者，加羚羊角、苦丁茶；目赤者。加鲜菊叶、苦丁茶、夏枯草；咽痛者，加牛蒡子、黄芩。

【胡希恕按】

燥气化火，为无稽之谈，不可信。

清窍不利，而致耳鸣、目赤、龈胀、咽痛等症，虽属热亢征象，亦宜审其表里之治。

如表不解，邪热不得外达，循清窍而作以上证候，以本方解表清热未为不可。

但热在少阳亦每多此证，治以小柴胡加石膏汤，极有速效。万不可以此方误汗，须知。

翘荷汤的研究：以桔梗、甘草合于解表清热药中，亦不过为风热咽痛之治，别无深义。

五十八、诸气膹郁，诸痿喘呕之因于燥者，喻氏清燥救肺汤主之。

喻氏云：诸气膹郁之属于肺者，属于肺之燥也，而古今治气郁之方，用辛香行气，绝无一方治肺之燥者。诸痿喘呕之属于上者，亦属于肺之燥也，而古今治法，以痿呕属阳明，以喘属肺，是则呕与痿属之中下，而惟喘属之上矣，所以千百方中亦无一方及于肺之燥也。即喘之属于肺者，非表即下，非行气即泻气，间有一二用润剂者，又不得其肯綮。总之，《内经》六气，脱误秋伤于燥一气，指长夏之湿为秋之燥。后人不敢更端其说，置此一气于不理，即或明知理燥，而用药夹杂，如弋获飞虫，茫无定法示人也。今拟此方，命名清燥救肺汤，大约以胃气为主，胃土为肺金之母也。其天门冬虽能保肺，然味苦而气滞，恐反伤胃阻痰，故不用也；其知母能滋肾水、清肺金，亦以苦而不用；至如苦寒降火正治之药，尤在所忌，盖肺金自至于燥，所存阴气不过一线耳，倘更以苦寒下其气，伤其胃，其人尚有生理乎？诚仿此增损以救肺燥变生诸证。如沃焦救焚，不厌其频，庶克有济耳。

清燥救肺汤方凉甘润法

石膏二钱五分　甘草一钱　霜桑叶三钱　人参七分　杏仁泥七分　胡麻仁炒研，一钱　阿胶八分　麦冬不去心，二钱　枇杷叶去净毛，炙，六分

水一碗，煮六分，频频二三次温服。痰多加贝母、瓜蒌；血枯加生地黄；热甚加犀角、羚羊角，或加牛黄。

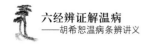

【胡希恕按】

此不过肺疾患而为虚热之候者，无须守定燥气为解。

此方乃从竹叶石膏汤方及炙甘草汤方化出，讲求育阴，以救虚热，颇见巧思。

虚羸少气之肺结核，每多本方证，须知。

清燥救肺汤的研究：此纯由竹叶石膏汤套出，以桑叶代竹叶，以枇杷叶、杏仁代半夏，以胡麻仁、阿胶代粳米。惟滋燥润导、下气镇咳，俱较胜于彼，故谓为清燥救肺。

补秋燥胜气论

按：前所序之秋燥方论，乃燥之复气也，标气也。盖燥属金而克木，木之子，少阳相火也，火气来复，故现燥热干燥之证。又《灵枢》谓：丙丁为手之两阳合明，辰巳为足之两阳合明，阳明本燥，标阳也。前人谓燥气化火，经谓燥金之下，火气承之，皆谓是也。按古方书，无秋燥之病。近代以来，惟喻氏始补燥气论，其方用甘润微寒；叶氏亦有燥气化火之论，其方用辛凉甘润；乃《素问》所谓"燥化于天，热反胜之，治以辛凉，佐以苦甘法"也。瑭袭前人之旧，故但叙燥证复气如前。书已告成，窃思与《素问》燥淫所胜不合，故杂说篇中，特著燥论一条，详言正化、对化、胜气、复气以补之。其于燥病胜气之现于三焦者，究未出方论，乃不全之书，心终不安。嗣得沈目南先生《医征》温热病论，内有秋燥一篇，议论通达正大，兹采而录之于后，间有偏胜不圆之处，又详辨之，并特补秋燥证胜气治法如下。

再按：胜复之理，与正化对化、从本从标之道，近代以来，多不深求，注释之家，亦不甚考。如仲景《伤寒论》中之麻、桂、姜、附，治寒之胜气也，治寒之正化也，治寒之本病也。白虎、承气，治寒之复气也，治寒之对化也，治寒之标病也。余气俱可从此类推。太阳本寒标热，对化为火，盖水胜必克火。故经载太阳司天，心病为多。末总结之曰：病本于心，心火受病必克金。白虎所以救金也。金受病，则坚刚牢固，滞塞不通，复气为土，土性壅塞，反来克本身之真水。承气所以泄金与土而救水也。再，经谓：寒淫所胜，以咸泻之。

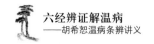

从来注释家,不过随文释义,其所以用方之故,究未达出。本论不能遍注伤寒,偶举一端,以例其余。明者得此门经,熟玩《内经》,自可迎刃而解;能解伤寒,其于本论,自无难解者矣。由是推之,六气皆然耳。

沈目南《燥病论》曰:《天元纪大论》云:天以六为节,地以五为制。盖六乃风寒暑湿燥火为节,五即木火土金水为制。然天气主外,而一气司六十日有奇;地运主内,而一运主七十二日有奇。故五运六气合行而终一岁,乃天然不易之道也。《内经》失去长夏伤于湿、秋伤于燥,所以燥证湮没,至今不明。先哲虽有言之,皆是内伤津血干枯之证,非谓外感清凉时气之燥。然燥气起于秋分以后,小雪以前,阳明燥金凉气司令。经云:阳明之胜,清发于中,左胠胁痛,溏泄,内为嗌塞,外发癞疝。大凉肃杀,华英改容,毛虫乃殃。胸中不便,嗌塞而咳。据此经文,燥令必有凉气感人,肝木受邪而为燥也。惟近代喻嘉言昂然表出,可为后世苍生之幸;奈以诸气膹郁,诸痿喘呕,咳不止而出白血死,谓之燥病,此乃伤于内者而言,诚与外感燥证不相及也。更自制清燥救肺汤,皆以滋阴清凉之品,施于火热刑金,肺气受热者宜之。若治燥病,则以凉投凉,必反增病剧。殊不知燥病属凉,谓之次寒,病与感寒同类。经以寒淫所胜,治以甘热,此但燥淫所胜,平以苦温,乃外用苦温辛温解表,与冬月寒令而用麻、桂、姜、附,其法不同,其和中攻里则一,故不立方。盖《内经》六气,但分阴阳主治,以风热火三气属阳同治,但药有辛凉、苦寒、咸寒之异;湿燥寒三气属阴同治,但药有苦热苦温甘热之不同。仲景所以立伤寒、温病二论为大纲也。盖《性理大全》谓燥属次寒,奈后贤悉谓属热,大相径庭。如盛夏暑热熏蒸,则人身汗出濈濈,肌肉潮润而不燥也;冬月寒凝肃杀,而人身干槁燥冽。故深秋燥令气行,人体肺金应之,肌肤亦燥,乃火令无权,故燥属凉，前人谓热，非矣。

按：先生此论，可谓独具只眼，不为流俗所汩没者。其责喻氏补燥论用甘寒滋阴之品，殊失燥淫所胜，平以苦温之法，亦甚有理。但谓诸气膹郁，诸痿喘呕，咳不止，出白血，尽属内伤，则于理欠圆。盖因内伤而致此证者固多，由外感余邪在络，转化转热而致此证者，亦复不少。瑭前于风温咳嗽条下，驳杏苏散，补桑菊饮，方论内极言咳久留邪致损之故，与此证同一理也。谓清燥救肺汤治燥之复气，断非治燥之胜气，喻氏自无从致辨；若谓竟与燥不相及，未免各就一边谈理。盖喻氏之清燥救肺汤，即《伤寒论》中后半截之复脉汤也。伤寒必兼母气之燥，故初用辛温、甘热，继用辛凉、苦寒，终用甘润，因其气化之所至而然也。至谓仲景立伤寒、温病二大纲，如《素问》所云，寒暑六入，暑统风火，寒统燥湿，一切外感，皆包于内，其说尤不尽然，盖尊信仲景太过而失之矣。若然，则仲景之书，当名六气论，或外感论矣，何以独名《伤寒论》哉！盖仲景当日著书，原为伤寒而设，并未遍著外感，其论温、论暑、论湿，偶一及之也。即先生亦补《医征》温热病论，若系全书，何容又补哉！瑭非好辨，恐后学眉目不清，尊信前辈太过，反将一切外感，总混入《伤寒论》中，此近代以来之大弊，祸未消灭，尚敢如此立论哉！

【胡希恕按】

六气虽可为发病的诱因，但非致病的要素，若执运气以释病理，以讲方治，实属无稽之谈。

具有科学基础的西医，一望而知其非，如何学习得了？！

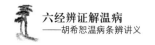
> 仲景《伤寒论》，虽非括尽一切外感，但亦不只是今世所称之肠伤寒。盖古人掌握不了病原体，虽欲单论伤寒一病，亦势所不能。并所谓伤寒，亦非如后世寒水胜复的病，不得以此诬仲景。
>
> 伤寒精义，已详释于《伤寒论》，可参看。

一、秋燥之气，轻则为燥，重则为寒，化气为湿，复气为火。

揭燥气之大纲，兼叙其子母之气、胜复之气，而燥气自明。重则为寒者，寒水为燥金之子也；化气为湿者，土生金，湿土其母气也。《至真要大论》曰：阳明、厥阴，不从标本，从乎中也。又曰：从本者，化生于本；从标本者，有标本之化；从中者，以中气为化也。按：阳明之上，燥气治之，中见太阴。故本论初未著燥金本气方论，而于疟、疝等证，附见于寒湿条下。叶氏医案谓：伏暑内发，新凉外加，多见于伏暑类中；仲景《金匮》，多见于腹痛、疟、疝门中。

二、燥伤本脏，头微痛，恶寒，咳嗽稀痰，鼻塞，嗌塞，脉弦，无汗，杏苏散主之。

本脏者，肺胃也。经有"嗌塞而咳"之明文，故上焦之病自此始。燥伤皮毛，故头微痛、恶寒也，微痛者，不似伤寒之痛甚也。阳明之脉，上行头角，故头亦痛也。咳嗽稀痰者，肺恶寒，古人谓燥为小寒也；肺为燥气所搏，不能通调水道，故寒饮停而咳也。鼻塞者，鼻为肺窍。嗌塞者，嗌为肺系也。脉弦者，寒兼饮也。无汗者，凉搏皮毛也。按杏苏散，减小青龙一等。此条当与下焦篇所补之痰饮数条参看。再杏苏散乃时人统治四时伤风咳嗽通用之方，本论前于风温门中已驳之矣。若伤燥凉之咳，治以苦温，佐以甘辛，正为合拍；若受重寒夹饮之咳，则有青龙；若伤春风，与燥已化火无痰之证，则仍从桑菊饮、桑杏汤例。

杏苏散方

苏叶　半夏　茯苓　前胡　苦桔梗　枳壳　甘草　生姜　大枣去核　橘皮　杏仁

加减法：无汗，脉弦甚或紧，加羌活，微透汗。汗后咳不止，去苏叶、羌活，加苏梗。兼泄泻腹满者，加苍术、厚朴。头痛兼眉棱骨痛者，加白芷。热甚加黄芩，泄泻腹满者不用。

方论：此苦温甘辛法也。外感燥凉，故以苏叶、前胡辛温之轻者达表；无汗脉紧，故加羌活辛温之重者，微发其汗。甘、桔从上开，枳、杏、前、苓从下降，则嗌塞、鼻塞宣通而咳可止。橘、半、茯苓逐饮而补肺胃之阳。以白芷易原方之白术者，白术，中焦脾药也，白芷，肺胃本经之药也，且能温肌肉而达皮毛。姜、枣为调和营卫之用。若表凉退而里邪未除，咳不止者，则去走表之苏叶，加降里之苏梗。泄泻、腹满，金气太实之里证也，故去黄芩之苦寒，加术、朴之苦辛温也。

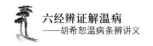【胡希恕按】

既谓燥为小寒，何不循同气相求路道，而入足太阳，反自上焦以伤脾胃呢？

此执运气以论为病与治之非，即著书人亦前后不能自圆其说。

本条述证原是伤风末疾，四时均有，当随证施以发表轻剂即治。

本方治于本证可效，视为治咳通用方固非，以四时规定方药亦非。

杏苏散的研究：此即小柴胡加橘皮桔梗汤与半夏厚朴汤合方之意，易厚朴为枳实、杏仁，并去人参，故偏于治咳。后世不明合方之义，乃有此不类之方，用于头痛、恶寒无汗之表证，亦不甚合拍。

三、伤燥，如伤寒太阳证，有汗，不咳，不呕，不痛者，桂枝汤小和之。

如伤寒太阳证者，指头痛、身痛、恶风寒而言也。有汗不得再发其汗，亦如伤寒例，但燥较寒为轻，故少与桂枝小和之也。

桂枝汤方（见前）

【胡希恕按】

头痛、身痛、恶风寒、有汗，本是太阳证，桂枝汤亦是太阳方，只以有了主观的燥气存在，乃为"如伤寒太阳证"等指鹿为马的妄言。

四、燥金司令，头痛，身寒热，胸胁痛，甚则疝瘕痛者，桂枝柴胡各半汤加吴萸楝子茴香木香汤主之。

此金胜克木也。本病与金病并见，表里齐病，故以柴胡达少阳之气，即所以达肝木之气，合桂枝而外出太阳，加芳香定痛，苦温通降也。湿燥寒同为阴邪，故仍从足经例。

桂枝柴胡各半汤加吴萸楝子茴香木香汤方治以苦温，佐以甘辛法

桂枝　吴茱萸　黄芩　柴胡　人参　广木香　生姜　白芍　大枣（去核）　川楝子　小茴香　半夏　炙甘草

【胡希恕按】

就所述证，用柴胡桂枝汤或小柴胡加桂枝汤。

若痛甚，诊知内有久寒者，加吴茱萸，或更增量生姜无不可。但无加木香、川楝子、小茴香之必要。芳香定痛，后世家之惯用手段，不可悉信。

桂枝柴胡各半汤加吴萸楝子茴香木香汤的研究：此即柴

胡桂枝汤的加味，然芳香定痛、苦温通降，实后世方家之烂言。考所述证，亦无加此四物的必要。

五、燥淫传入中焦，脉短而涩，无表证，无下证，胸痛，腹胁胀痛，或呕，或泄，苦温甘辛以和之。

燥虽传入中焦，既无表、里证，不得误汗、误下，但以苦温甘辛和之足矣。脉短而涩者，长为木，短为金，滑为润，涩为燥也。胸痛者，肝脉络胸也。腹痛者，金气克木，木病克土也。胁痛者，肝木之本位也。呕者，亦金克木病也。泄者，阳明之上，燥气治之，中见太阴也。或者，不定之辞。有痛而兼呕与泄者，有不呕而但泄者，有不泄而但呕者，有不兼呕与泄而但痛者。病情有定，病势无定，故但出法而不立方，学人随证化裁可也。药用苦温甘辛者，经谓：燥淫所胜，治以苦温，佐以甘辛，以苦下之。盖苦温从火化以克金，甘辛从阳化以胜阴也。以苦下之者，金性坚刚，介然成块，病深坚结，非下不可。下文即言下之证。

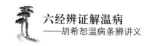

【胡希恕按】

《至真要大论》曰"厥阴之至其脉弦，少阴之至其脉钩，太阴之至其脉沉，少阳之至大而浮，阳明之至短而涩，太阳之至大而长"，此论六气之至而应于脉者，不得视为病脉。故又曰"至而和则平，至而甚则病，至而反者病，至而不至者病，阴阳易者危"。

今以脉短而涩，谓为燥淫传入中焦；由于金胜克木，木病又克土，苦想出胸痛、腹胁胀痛等症状，我谓纯是附会《内经》之言，闭门而著书者（所为）。

少阳病或有此证，但脉必不短而涩。

六、阳明燥证，里实而坚，未从热化，下之以苦温；已从热化，下之以苦寒。

燥证阳明里实而坚满，经统言以苦下之，以苦泄之。今人用下法，多以苦寒。不知此证当别已化、未化，用温下、寒下两法，随证施治，方为的确。未从热化之脉，必仍短涩，涩即兼紧也，面必青黄。苦温下法，如《金匮》大黄附子细辛汤，新方天台乌药散焦篇寒湿门加巴豆霜之类。已从热化之脉，必数而坚，面必赤，舌必黄，再以他证参之。苦寒下法，如三承气之类，而小承气无芒硝，轻用大黄或酒炒，重用枳、朴，则微兼温矣。

附治验：丙辰年，瑭治一山阴幕友，车姓，年五十五岁，须发已白大半。脐左坚大如盘，隐隐微痛，不大便数十日。先延外科治之，外科以大承气下之三四次，终不通。延余诊视，按之坚冷如石，面色青黄，脉短涩而迟。先尚能食，屡下之后，糜粥不进，不大便已四十九日。余曰：此癥也，金气之所以结也。以肝本抑郁，又感秋金燥气，小邪中里，久而结成，愈久愈坚，非下不可，然寒下非其治也。以天台乌药散二钱，加巴豆霜一分，姜汤和服。设三伏以待之，如不通，第二次加巴豆霜分半；再不通，第三次加巴豆霜二分。服至三次后，始下黑亮球四十九枚，坚莫能破。继以苦温甘辛之法调理，渐次能食。又十五日不大便，余如前法下，至第二次而通，下黑亮球十五枚，虽亦坚结，然破之能碎，但燥极耳。外以香油熬川椒熨其坚处。内服苦温芳香透络，月余化尽。于此证方知燥金之气伤人如此，而温下寒下之法，断不容紊也。

乙丑年，治通廷尉久疝不愈，时年六十八岁。先是通廷尉外任时，每发疝，医者必用人参，故留邪在络，久不得愈。至乙丑季夏，受凉复发，坚结肛门，坐卧不得，胀痛不可忍，汗如雨下，七日不大便。余曰：疝本寒邪，凡结坚牢固，皆属金象，况现在势甚危急，非温下不可。亦用天台乌药散一钱，巴豆霜分许。下至三次始通，通后痛渐定。调以倭硫黄丸，兼用《金匮》蜘蛛散，渐次化净。以上治验二条，俱系下焦证，以出阳明坚结下法，连类而及。

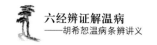

【胡希恕按】

温下、寒下法自当分，仲景论之颇详。然以阳明燥气已化、未化为说，未免不着实际。

附案可供参考，前案明系瘀血积聚一类病，若兼为祛瘀之治，当更有速效。

七、燥气延入下焦，搏于血分，而成癥者，无论男妇，化癥回生丹主之。

大邪中表之燥证，感而即发者，诚如目南先生所云，与伤寒同法，学人衡其轻重可耳。前所补数条，除减伤寒法等差二条、胸胁腹痛一条与伤寒微有不同，余俱兼疝瘕者，以经有燥淫所胜，男子癞疝，女子少腹痛之明文。疝瘕已多见寒湿门中，疟证、泄泻、呕吐已多见于寒湿、湿温门中，此特补小邪中里，深入下焦血分，坚结不散之痼疾。若不知络病宜缓通治法，或妄用急攻，必犯瘕散为蛊之戒。此蛊乃血蛊也，在妇人更多，为极重难治之证，学人不可不预防之也。化癥回生丹法，系燥淫于内，治以苦温，佐以甘辛，以苦下之也。方从《金匮》鳖甲煎丸与回生丹脱化而出。此方以参、桂、椒、姜通补阳气，白芍、熟地守补阴液，益母膏通补阴气，而消水气，鳖甲胶通补肝气，而消癥瘕，余俱芳香入络而化浊。且以食血之虫，飞者走络中气分，走者走络中血分，可谓无微不入，无坚不破。又以醋熬大黄三次，约入病所，不伤他脏，久病坚结不散者，非此不可。或者病其药味太多，不知用药之道，少用独用，则力大而急；多用众用，则功分而缓。古人缓化之方皆然，所谓有制之师不畏多，无制之师少亦乱也。此方合醋与蜜共三十六味，得四九之数，金气生成之数也。

化癥回生丹方

人参六两　安南桂二两　两头尖二两　麝香二两　片子姜黄二两　公丁香三两　川椒炭二两　虻虫二两　京三棱二两　蒲黄炭一两　藏红花二两　苏木三两　桃仁三两　苏子霜二两　五灵脂二两　降真香二两　干漆二两　当归尾四两　没药二两　白芍四两　杏仁三两　香附米二两　吴茱萸二两　元胡索二两　水蛭二两　阿魏二两　小茴香炭三两　川芎二两　乳香二两　良姜二两　艾炭二两　益母膏八两　熟地黄四两　鳖甲胶一斤　大黄八两，此药为细末，以高米醋一斤，半熬浓，晒干为末，再加醋熬，如是三次，晒干，末之

共为细末，以鳖甲、益母、大黄三胶和匀，再加炼蜜为丸，重一钱五分，蜡皮封护。用时温开水和，空心服；瘀甚之证，黄酒下。

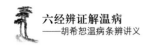
治癥结不散不痛。

治癥发痛甚。

治血痹。

治妇女干血痨证之属实者。

治疟母左胁痛而寒热者。

治妇女经前作痛，古谓之痛经者。

治妇女将欲行经而寒热者。

治妇女将欲行经，误食生冷腹痛者。

治妇女经闭。

治妇女经来紫黑，甚至成块者。

治腰痛之因于跌仆死血者。

治产后瘀血，少腹痛，拒按者。

治跌仆昏晕欲死者。

治金疮棒疮之有瘀滞者。

【胡希恕按】

　　本方集行血群药而佐以补润行气等品，用于陈固瘀血癥痕，以求缓缓为治，确属至当手段。

　　然凡是血证，全治此一方，大为不可。仲景关于瘀血之治，方法甚多。

　　上述各病可就为证讲求适应方剂，不得概以本方主之。

　　化癥回生丹的研究：集诸经祛瘀药，杂以温香攻补等品，谓为有制之师，实不敢信，因置而不论。

八、燥气久伏下焦，不与血搏，老年八脉空虚，不可与化癥回生丹，复亨丹主之。

金性沉着，久而不散，自非温通络脉不可。既不与血搏成坚硬之块，发时痛胀有形，痛止无形，自不得伤无过之营血而用化癥矣。复亨大义，谓剥极而复，复则能亨也。其方以温养温燥兼用，盖温燥之方，可暂不可久，况久病虽曰阳虚，阴亦不能独足，至老年八脉空虚，更当预护其阴。故以石硫黄补下焦真阳而不伤阴之品为君，佐之以鹿茸、枸杞、人参、茯苓、苁蓉补正，而但以归、茴、椒、桂、丁香、草薢通冲任与肝肾之邪也。按"解产难"中，已有通补奇经丸方，此方可以不录。但彼方专以通补八脉为主，此则温养温燥合法，且与上条为对待之方，故并载之。按《难经》：任之为病，男子为七疝，女子为瘕聚。七疝者，朱丹溪谓寒疝、水疝、筋疝、血疝、气疝、狐疝、癫疝，为七疝。《袖珍》谓一厥、二盘、三寒、四癥、五附、六脉、七气为七疝。瘕者血病，即妇人之疝也。后世谓蛇瘕、脂瘕、青瘕、黄瘕、燥瘕、狐瘕、血瘕、鳖瘕，为八瘕。盖任为天癸生气，故多有形之积。大抵有形之实证宜前方，无形之虚证宜此方也。

按：燥金遗病，如疟、疝之类，多见下焦篇寒湿、湿温门中。再载在方书，应收入燥门者尚多，以限于篇幅，不及备录，已示门径，学者隅反可也。

🌀 **复亨丹方**苦温甘辛法

倭硫黄十分，按倭硫黄者，石硫黄也，水土硫黄断不可用　鹿茸酒炙，八分　枸杞子六分　人参四分　云茯苓八分　淡苁蓉八分　安南桂四分　全当归酒浸，六分　小茴香六分，酒浸，与当归同炒黑　川椒炭三分　草薢六分　炙龟板四分益母膏和为丸，小梧桐子大。每服二钱，日再服；冬日渐加至三钱，开水下。

按：前人燥不为病之说，非将寒燥混入一门，即混入湿门矣。盖以燥为寒之始，与寒相似，故混入寒门。又以阳明之上，燥气治之，中见太阴，而阳明从中，以中气为化，故又易混入湿门也。但学医之士，必须眉目清楚，复《内经》之旧，而后中有定见，方不越乎规矩也。

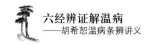

【胡希恕按】

本条所述，不外是贫血性之瘀血证，并不关于燥气久伏下焦，当归芍药散可为本证主治方，偏寒偏热均宜随证加减之。

复亨丹只宜于多寒，须知。

复亨丹的研究：此虽药物较简，但亦杂而不纯，不释。

霹雳散方

主治中燥吐泻腹痛，甚则四肢厥逆，转筋，腿痛、肢麻，起卧不安，烦躁不宁，甚则六脉全无，阴毒发斑，疝瘕等证，并一切凝寒痼冷积聚。寒轻者，不可多服；寒重者，不可少服，以愈为度。非实在纯受湿、燥、寒三气阴邪者，不可服。

桂枝六两　公丁香四两　草果二两　川椒炒, 五两　小茴香炒, 四两　薤白四两　良姜三两　吴茱萸四两　五灵脂二两　降香五两　乌药三两　干姜三两　石菖蒲二两　防己三两　槟榔二两　荜澄茄五两　附子三两　细辛二两　青木香四两　薏仁五两　雄黄五钱上药共为细末，开水和服。大人每服三钱，病重者五钱；小人减半。再病重者，连服数次，以痛止厥回，或泻止筋不转为度。

方论：按《内经》有五疫之称，五行偏胜之极，皆可致疫。虽疠气之至，多见火证，而燥金、寒湿之疫，亦复时有。盖风、火、暑三者为阳邪，与秽浊异气相参，则为温疠，湿、燥、寒三者为阴邪，与秽浊异气相参，则为寒疠。现下见证，多有肢麻转筋，手足厥逆，吐泻腹痛，胁肋疼痛，甚至反恶热而大渴思凉者。经谓雾伤于上，湿伤于下。此证乃燥金、寒、湿之气经谓阳明之上，中见太阴；又谓阳明从中治也，直犯筋经，由大络、别络，内伤三阴脏真，所以转筋，入腹即死也。既吐且泻者，阴阳逆乱也。诸痛者，燥金湿土之气所搏也。其渴思凉饮者，少阴篇谓自利而渴者，属少阴虚，故饮水求救也。其头面赤者，阴邪上逼，阳不能降，所谓戴阳也。其周身恶热喜凉者，阴邪盘踞于内，阳气无附欲散也。阴病反见阳证，所谓水极似火，其受阴邪尤重也。诸阳证毕现，然必当脐痛甚拒按者，方为阳中见纯阴，乃为真阴之证，此处断不可误。故立方荟萃温三阴经刚燥苦热之品，急温脏真，保住阳气。又重用芳香，急驱秽浊。一面由脏真而别络、大络，外出筋经、经络以达皮毛；一面由脏络、腑络以通六腑，外达九窍。俾秽浊阴邪，一齐立解。大抵皆扶阳抑阴，所谓离照当空群阴退避也。再此证自唐宋以后，医者皆不识系燥气所干，凡见前证，俗名曰痧。近时竟有著痧证书者，捉风捕影，杂乱无章，害人不浅。即以痧论，未有不干天地之气而漫然成痧者。究竟所感何气，不能确切指出，故立方毫无准的。其误皆在前人谓燥不为病，又有燥气化火之说。瑭亦为其所误，故初刻书时，再三疑虑，辨难见于杂说篇中，而正文只有化气之火证，无胜气之寒证。其燥不为病之误，误在"阴阳应象大论"篇中，脱秋伤于燥一条；长夏伤于湿，又错秋伤于湿，以为竟无燥证矣。不知"天元纪""气交变""五运行""五常政""六微旨"诸篇，平列六气，燥气之为病，与诸气同，何尝燥不为病哉！经云：风为百病之长。按风属木，主仁。《大易》曰：元者善之长也，得生生之机，开生化之源，尚且为病多端，况金为杀厉之气。欧阳氏曰；商者伤也，主义主收，主刑主杀。其伤人也，最速而暴，竟有不终日而死者。瑭目击神伤，故再三致意云。

附录1：胡希恕"药物的医疗应用"

薄荷的医疗应用：

本药为发汗解表药，而兼有健胃、祛风等作用。惟此药辛芳俱烈，颇具刺激作用，试于舌则麻，涂于头面则发冷气，近目则流泪难开，均由刺激的所感甚明，后世以是谓为辛凉实非。

香薷的医疗应用：

本药为香燥发散药，而有散湿、逐水等作用，故利于霍乱腹痛吐下及水肿。暑天多湿，用代茶饮，为防中湿下利等患，亦有所取。然用于少湿多热之暑温证，实非所宜。

银花的医疗应用：

本药有散热、解毒、消炎、消肿、利尿等作用，而有疗疮痈的特能。

桑叶的医疗应用：

本药为散热解毒药，而有祛风、祛痰、镇咳等作用。

大青叶的医疗应用：

本药为消炎解热药，而有消肿解毒之作用。

丝瓜（即丝瓜络）的医疗应用：

本药有祛瘀、利尿、通便、解热、祛痰、消肿诸作用。

枇杷叶的医疗作用：

本药为解热利尿药，而有下气、止逆、镇咳等作用。

马勃的医疗应用：

本药为散热解毒药，用于咽喉肿痛及诸恶疮甚良。

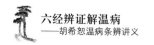
川楝子（即金铃子）的医疗应用：

本药为有力的清热利尿药，兼有杀虫及治疥疮之作用。

草薢的医疗应用：

本药为强壮性通瘀利尿药，而有强腰脊、利骨节、除痿痹、治恶疮等作用。

牛蒡子的医疗应用：

本药为解凝消炎解毒剂，而兼有祛瘀、祛风、利尿等作用甚明。

玄胡索（即延胡索）的医疗应用：

本药为解凝祛瘀药甚明。日人谓有解凝、去秽、发汗、利尿、通经之效。治心腹痛、疝痛，疏解子宫之凝血，通月经，下血块、胞衣、死胎，能刷净胸肺之黏液而排出之；小儿虫证，以此末三分服之，虫即下；黄疸、疥癣，延胡索根研末一钱，以适宜之饮液送下，温覆发汗而愈。

玄参的医疗应用：

本药为滋润解热药，而兼有强壮利尿、祛瘀等作用。

丹参的医疗应用：

本药为强壮性通经药，而有解凝、祛瘀、除热等作用。

沙参的医疗应用：

本药为逐瘀行气药，而有解热解凝之作用。徐洄溪谓宜于血阻于肺者，实得经旨。

胡麻仁的医疗应用：

本药为强壮滋养药，而有润肠通便作用。

杞子（根皮名地骨皮，作用大致同）的医疗应用：

本药为强壮性利尿药，而有下气、解热、止渴及通便等作用。

肉苁蓉的医疗应用：

本药为强壮滋润药，而有利尿通便作用，《神农本草经》谓主妇人癥瘕，《名医别录》谓止痢，皆以其有滋润滑下之效。故津枯血燥而为滋养血液固可，若虚寒泄泻，大非所宜。后世妄谓补肾兴阳，凡虚即投，殊谬。

苏木的医疗应用：

本药为祛瘀药。有收敛作用，多热而实者不可轻投，但有利于久痢证。

益母草的医疗应用：

本药为强壮通瘀药，而兼有利尿的作用。《荷兰药镜》谓有稀释、钻透、镇痉、强壮之效，于子宫诸病、心腹痛、心下牵胀、心悸，或黏液壅滞妨碍胃之消化运动致发挛急痛者，或致牵引拘挛者，以此作泡剂服饮俱有效，此可补古说之不足。

阿魏的医疗应用：

本药为除秽解毒药，而有解凝、降浊、杀虫等作用。日人谓本品镇痉、祛风、祛痰，宜用于歇斯底里，亦可作参考。

板蓝根（即马蓝）的医疗应用：

本药为一种祛瘀药。

玉竹（即女萎、葳蕤）的医疗应用：

本药为滋润性强壮药，而有强心、利血脉、解热等作用。

三棱（即荆三棱）的医疗应用：

本药为解凝性祛瘀药，而有破气散结之作用。惟攻伐颇烈，胃虚而无实积者须戒用。

良姜的医疗应用：

本药为温性健胃药，而有散寒逐湿、降冷逆、助消化等作用。

乳香的医疗应用：

本药有祛瘀、行气、镇痛、消肿、逐水、解毒诸作用，为外科要药。

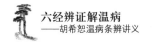
没药的医疗应用：

本药之作用与乳香大致相同，但本药有健胃祛痰之效，非乳香所及。

五灵脂的医疗应用：

本药为温性祛瘀药，而有散寒通经等作用。

两头尖的医疗应用：

本药有解热、解毒、解凝、祛瘀等作用。

姜黄的医疗应用：

本药为下气祛瘀药，其功用颇似郁金，但郁金祛瘀作用不及本药，而本药之下气作用则较郁金为稍逊。

郁金的医疗应用：

本药为行气、祛瘀（药）甚明，但以辛香，则行气作用远胜于祛瘀。

香附子的医疗应用：

本药既为解郁通瘀镇痛药，同时亦为祛痰健胃消食药。惟辛香颇烈，不宜于气虚血少诸疾。

木香的医疗应用：

本药为芳香健胃药，而有行气镇痛之作用，并有杀虫杀菌之作用。

沉香的医疗应用：

本药有散风寒逐湿浊之作用，因芳香性温，故亦可刺激胃肠而促进消化，当更有健胃之作用。

丁香的医疗应用：

本药为芳香健胃药，而有祛风、逐湿、镇呕、宽胀、消肿、止泻等作用。

茴香的医疗应用：

本药为温性利尿药，有健胃、祛寒、镇痛等作用。

白蔻仁的医疗应用：

本药为温性芳香健胃药，而有温胃、消食、镇呕、下气诸作用。

降真香的医疗应用：

本药为温性收敛药，而有止血、消肿、镇痛诸作用。

梅片（即冰片）的医疗应用：

本药辛香俱烈，（古书）谓为"微寒"可疑。不外辛热散邪、芳香善走之效。日人实验结果，谓本药有镇静或麻痹之效，试之于温血动物，则反射机能减退，心脏及血管亦渐渐麻痹，因是而血压大为沉降，终至于死亡。由此说明，则外用可使局部炎性充血消散，故利于喉咽眼科外治之用。

麝香的医疗应用：

本药为芳香行气祛瘀药，而有通窍、下气、祛风、镇惊、杀虫、解毒诸作用。惟芳香剧烈，破气殊甚，故不宜于虚人。

石硫黄的医疗应用：

本药为疮疡要药，有祛瘀、杀虫、杀菌等作用。

琥珀的医疗应用：

本药为收敛镇静药，而有消瘀、消炎、利尿诸作用。

玳瑁的医疗应用：

本药为寒性解毒药，而有消炎、除热、镇静等作用。

朱砂（即辰砂，丹砂）的医疗应用：

本药为收敛性镇痉镇静药。惟遇火则生水银，服之伤人，须知。

慈石（即磁石）的医疗应用：

本药为收敛性强壮药，而有镇冲气、祛湿气、除热、止血等作用。

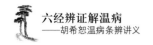

金箔的医疗应用：

本药为收敛性镇静药，有解热解毒等作用。惟考此品重坠，内服伤人，"服之成仙"之说乃出于丹士道家之流，不可轻用。

珍珠的医疗应用：

本药物为清热解毒药，而有和血、解凝、镇静、明目等作用。

鹿茸的医疗应用：

本药为温性强壮药，而有祛瘀、利尿、消肿、补虚、坚筋骨等作用。

羚羊角的医疗应用：

本药为强壮性滋润解热药，而有镇静、镇痉、祛瘀、祛湿等作用。

犀角的医疗应用：

本药为强壮性解热解毒药，而有兴奋中枢神经及强心之作用。

牛黄的医疗应用：

本药为有力之解热镇痉药，而有镇静、解毒等作用。

龟板的医疗应用：

本药为强壮性祛瘀药，而兼有解凝、逐湿等作用。

僵蚕的医疗应用：

本药为解热消炎药，而兼有祛瘀、消肿、解毒、镇静、镇痉等作用。

水仙根的医疗应用：

本药为消炎解毒药，于痈肿拔毒外出有良效。

藕实茎的医疗应用：

本药为收敛性强壮药，而有健胃、调经、利湿、止血、止痢、益气等作用。

荷叶的医疗应用：

本药为收敛性滋养药，与藕实茎的作用无大差异。

白扁豆及花的医疗应用：

本药为温性健胃药，而有解毒及利湿之作用。

西瓜皮的医疗应用：

本品利尿解热，"甘凉、清热解暑"之说可从。

绿豆皮的医疗应用：

本药为清热解毒药。

荸荠的医疗应用：

本药为清热解毒药，兼有除湿、消积等作用。

梨的医疗应用：

本药为清凉解热药，而有止渴、镇咳等作用。

莲子心的医疗应用：

本药为清火解热药。

钩藤的医疗应用：

本药为除热祛风药，而有镇痉、镇静等作用。

夏枯草的医疗应用：

本药为解热祛瘀药，而有消炎、解凝、消肿、祛湿及治疮之作用。

藿香的医疗应用：

本药为芳香健胃药，而有祛湿、止呕、解秽、镇痛诸作用。

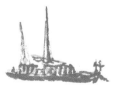

【卷 二】

中焦篇

法一百零二条，方八十八首，外附三方

风温、温热、温疫、温毒、冬温

一、面目俱赤，语声重浊，呼吸俱粗，大便闭，小便涩，舌苔老黄，甚则黑有芒刺，但恶热，不恶寒，日晡益甚者，传至中焦，阳明温病也。脉浮洪躁甚者，白虎汤主之；脉沉数有力，甚则脉体反小而实者，大承气汤主之。暑温、湿温、温疟，不在此例。

阳明之脉荣于面，《伤寒论》谓阳明病面缘缘正赤，火盛必克金，故目白睛亦赤也。语声重浊，金受火刑而音不清也。呼吸俱粗，谓鼻息来去俱粗，其粗也平等，方是实证；若来粗去不粗，去粗来不粗，或竟不粗，则非阳明实证，当细辨之，粗则喘之渐也。大便闭，阳明实也。小便涩，火腑不通，而阴气不化也。口燥渴，火烁津也。舌苔老黄，肺受胃浊，气不化津也。按《灵枢》论诸脏温病，独肺温病有舌苔之明文，余则无有。可见舌苔乃胃中浊气，熏蒸肺脏，肺气不化而然甚则黑者，黑，水色也，火极而似水也，又水胜火，大凡五行之极盛，必兼胜己之形。芒刺，苔久不化，热极而起坚硬之刺也；倘刺软者，非实证也。不恶寒，但恶热者，传至中焦，已无肺证，阳明者，两阳合明也，温邪之热，与阳明之热相搏，故但恶热也。或用白虎，或用承气者，证同而脉异也，浮洪躁甚，邪气近表，脉浮者不可下，凡逐邪者，随其所在，就近而逐

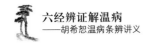

之，脉浮则出表为顺，故以白虎之金飚以退烦热。若沉小有力，病纯在里，则非下夺不可矣，故主以大承气。按吴又可《温疫论》中云：舌苔边白，但见中微黄者，即加大黄，甚不可从。虽云伤寒重在误下，温病重在误汗，即误下不似伤寒之逆之甚，究竟承气非可轻尝之品，故云舌苔老黄，甚则黑有芒刺，脉体沉实，的系燥结痞满，方可用之。

或问：子言温病以手经主治，力辟用足经药之非，今亦云阳明证者何？阳明特非足经乎？曰：阳明如市，胃为十二经之海，土者万物之所归也，诸病未有不过此者。前人云伤寒传足不传手，误也，一人不能分为两截。总之，伤寒由毛窍而溪，溪，肉之分理之小者；由溪而谷，谷，肉之分理之大者；由谷而孙络，孙络，络之至细者；由孙络而大络，由大络而经，此经即太阳经也。始太阳，终厥阴，伤寒以足经为主，未始不关手经也。温病由口鼻而入，鼻气通于肺，口气通于胃。肺病逆传则为心包，上焦病不治，则传中焦，胃与脾也；中焦病不治，即传下焦，肝与肾也。终上焦，始下焦，温病以手经为主，未始不关足经也，但初受之时，断不可以辛温发其阳耳。盖伤寒伤人身之阳，故喜辛温、甘温、苦热，以救其阳；温病伤人身之阴，故喜辛凉、甘寒、甘咸，以救其阴。彼此对勘，自可了然于心目中矣。

白虎汤 方见上焦篇

大承气汤方

大黄六钱　芒硝三钱　厚朴三钱　枳实三钱

水八杯，先煮枳、朴，后纳大黄、芒硝，煮取三杯。先服一杯，约二时许，得利止后服，不知，再服一杯，再不知，再服。

方论：此苦辛通降、咸以入阴法。承气者，承胃气也。盖胃之为腑，体阳而用阴，若在无病时，本系自然下降，今为邪气蟠踞于中，阻其下降之气，胃虽自欲下降而不能，非药力助之不可，故承气汤通胃结，救胃阴，乃系承胃腑本来下降之气。非有一毫私智穿凿于其间也，故汤名承气。学人若真能透彻此义，则施用承气，自无弊窦。大黄荡涤热结，芒硝入阴软坚，枳实开幽门之不通，厚朴泻中宫之实满_{厚朴分量不似《伤寒论》中重用者，治温与治寒不同，畏其燥也}。曰大承气者，合四药而观之，可谓无坚不破，无微不入，故曰大也。非真正实热蔽痼、气血俱结者，不可用也。若去入阴之芒硝，则云小矣；去枳、朴之攻气结，加甘草以和中，则云调胃矣。

【胡希恕按】

白虎承气均有其固有证象，仲景论之颇详。今谓为证同而脉异，乃欺人之谈，不可信。

不过，脉浮洪，热有向外之机；脉沉实，热成里结之候。用以辨宜清、宜下的疑似证，不无可作参考。但舍证而凭脉，大为不妥。

本条所述，明是必下实证，虽不必须大承气汤，但白虎实非所宜。

温病热炽，伤津最烈，不待大满大实，法宜速下。下所以去热毒而存津液，非以燥屎为对待也。以是调胃承气汤的应用反多，而大小承气汤证反少。

但此间颇有小柴胡汤加石膏大黄，或更加黄连或芒硝的机会，须知。

至伤寒传足、温病传手等说，均不足取，已详辨于前，故不复赘。

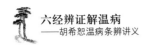
二、阳明温病，脉浮而促者，减味竹叶石膏汤主之。

脉促，谓数而时止，如趋者遇急，忽一蹶然，其势甚急，故以辛凉透表重剂，逐邪外出则愈。

减味竹叶石膏汤方 辛凉合甘寒法

竹叶五钱　石膏八钱　麦冬六钱　甘草三钱

水八杯，煮取三杯，一时服一杯，约三时令尽。

【胡希恕按】

既云阳明温病，系指上条述证可知。今脉浮而促，更为热壅势急之象，除热救津，法不容缓。

减味竹叶石膏汤，实不足以当之。宜增量石膏，更加大黄较妥。

三、阳明温病，诸证悉有而微，脉不浮者，小承气汤微和之。

以阳明温病发端者，指首条所列阳明证而言也，后凡言阳明温病者仿此。诸证悉有，以非下不可，微则未至十分亢害，但以小承气通和胃气则愈，无庸芒硝之软坚也。

【胡希恕按】

前证既备，脉又不浮，纯是里实下证。

大实满痛宜大承气，轻则宜小承气，但不满痛，反宜调胃承气汤为正治。

四、阳明温病，汗多谵语，舌苔老黄而干者，宜小承气汤。

汗多，津液散而大便结，苔见干黄，谵语因结粪而然，故宜承气。

【胡希恕按】

于前证外，又汗多谵语，舌苔老黄而干，乃热结津耗之候。

与小承气汤，不如大承气汤速下为善。

五、阳明温病，无汗，小便不利，谵语者，先与牛黄丸。不大便，再与调胃承气汤。

无汗而小便不利，则大便未定成硬，谵语之不因燥屎可知。不因燥屎而谵语者，犹系心包络证也，故先与牛黄丸，以开内窍，服牛黄丸，内窍开，大便当下，盖牛黄丸亦有下大便之功能。其仍然不下

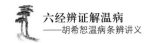

者，无汗则外不通；大小便俱闭则内不通，邪之深结于阴可知。故取芒硝之咸寒，大黄、甘草之甘苦寒，不取枳、朴之辛燥也。伤寒之谵语，舍燥屎无他证，一则寒邪不兼秽浊，二则由太阳而阳明；温病谵语，有因燥屎，有因邪陷心包，一则温多兼秽，二则自上焦心肺而来，学人常须察识，不可歧路亡羊也。

【胡希恕按】

湿热结于里，故虽作阳明病而谵语，反无汗，小便不利。

此宜茵陈蒿汤下热逐湿，缓则必发黄。无用牛黄丸之必要，与调胃承气亦不甚妥。

热毒波及大脑即谵语，并不关乎邪陷心包与燥屎。

六、阳明温病，面目俱赤，肢厥，甚则通体皆厥，不瘛疭，但神昏，不大便七八日以外，小便赤，脉沉伏，或并脉亦厥，胸腹满坚，甚则拒按，喜凉饮者，大承气汤主之。

此一条须细辨其的是火极似水、热极而厥之证，方可用之。全在目赤、小便赤、腹满坚、喜凉饮定之。

大承气汤方法并见前

【胡希恕按】

以目赤、小便赤、腹坚满，以辨痉厥之属热甚是。此即中医随证讲求诊治之道，惜全书未能尽如此。

七、阳明温病，纯利稀水无粪者，谓之热结旁流，调胃承气汤主之。

热结旁流，非气之不通，不用枳、朴，独取芒硝入阴以解热结，反以甘草缓芒硝急趋之性，使之留中解结，不然，结不下而水独行，徒使药性伤人也。吴又可用大承气汤者非是。

【胡希恕按】

热急剧而结，液被迫自流，为阳明温病险恶征象。仲景谓当急下，吴又可遵之用大承气汤，是也。今改为调胃承气汤，实非。

不知大承气汤之用，乃以下热逐邪为目的，并不专于燥结之大便。硝黄合枳朴，为谋急下存津、祛邪安正之义。

原解似是而非，不可从。

八、阳明温病，实热壅塞为哕者，下之。连声哕者，中焦；声断续，时微时甚者，属下焦。

《金匮》谓哕而腹满，视其前后，知何部不利，利之即愈。阳明实热之哕，下之，里气得通则止，但其兼证之轻重，难以预料，故但云下之而不定方，以俟临证者自为采取耳。再按中焦实证之哕，哕必连声紧促者，胃气大实，逼迫肺气不得下降，两相攻击而然。若或断或续，乃下焦冲虚之哕，其哕之来路也远，故其声断续也，治属下焦。

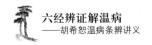 【胡希恕按】

哕为胃急患，但有寒热虚实之分，并不关乎肺气。

以声之连续、续断，辨中下焦之归属，以失之臆度，不可信。

九、阳明温病，下利，谵语，阳明脉实，或滑疾者，小承气汤主之；脉不实者，牛黄丸主之，紫雪丹亦主之。

下利，谵语，柯氏谓肠虚胃实，故取大黄之濡胃，无庸芒硝之润肠。本论有脉实、脉滑疾、脉不实之辨，恐心包络之谵语而误以承气下之也，仍主芳香开窍法。

小承气汤 苦辛通法重剂

大黄五钱　厚朴二钱　枳实一钱

水八杯，煮取三杯，先服一杯，得宿粪，止后服，不知，再服。

调胃承气汤 热淫于内，治以咸寒，佐以甘苦法

大黄三钱　芒硝五钱　生甘草二钱

🔅 **牛黄丸** 方论并见上焦篇

🔅 **紫雪丹** 方论并见上焦篇

【胡希恕按】

　　本条所述，当随证选用大小承气汤，或调胃承气汤，不得以下利即认为芒硝之禁。

　　心包络之谵语（此说）无理。

　　虽脉不实，亦无用牛黄丸、紫雪丹之必要。可有用小柴胡加芒硝汤或大柴胡汤等机会，须知。

　　十、温病三焦俱急，大热大渴，舌燥，脉不浮而燥甚，舌色金黄，痰涎壅甚，不可单行承气者，承气合小陷胸汤主之。

　　三焦俱急，谓上焦未清，已入中焦阳明，大热大渴，脉躁苔焦，阳土燥烈，煎熬肾水，不下则阴液立见消亡，下则引上焦余邪陷入，恐成结胸之证。故以小陷胸合承气汤，涤三焦之邪，一齐俱出。此因病急，故方亦急也，然非审定是证，不可用是方也。

🔅 **承气合小陷胸汤方** 苦辛寒法

生大黄五钱　厚朴二钱　枳实二钱　半夏三钱　瓜蒌三钱　黄连二钱

水八杯，煮取三杯，先服一杯，不下，再服一杯，得快利，止后服，不便再服。

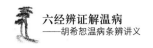【胡希恕按】

此证宜大柴胡汤加芒硝、石膏，或与大承气汤合方。硝黄合柴胡最能下在上之结热。

后世不究《神农本草经》，妄谓柴胡升提，故虽见斯证而不敢用斯药。

石膏最能稀释痰涎，于此证候，最不可少。

（合以）小陷胸汤，并无必要。

十一、阳明温病，无上焦证，数日不大便，当下之。若其人阴素虚，不可行承气者，增液汤主之。服增液汤已，周十二时观之，若大便不下者，合调胃承气汤微和之。

此方所以代吴又可承气养荣汤法也。妙在寓泻于补，以补药之体，作泻药之用，既可攻实，又可防虚。余治体虚之温病，与前医误伤津液、不大便、半虚半实之证，专以此法救之，无不应手而效。

增液汤方 咸寒苦甘法

元参一两　麦冬连心，八钱　细生地八钱

水八杯，煮取三杯，口干则与饮，令尽，不便，再作服。

方论：温病之不大便，不出热结、液干二者之外。其偏于阳邪炽甚热结之实证，则从承气法矣；其偏于阴亏液涸之半虚半实证，则不可混施承气，故以此法代之。独取元参为君者，元参味苦咸，微寒，壮水制火，通二便，启肾水上潮于天，其能治液干，固不待言，《本经》称其主治腹中寒热积聚，其并能解热结可知。麦冬主治心腹结气，伤中伤饱，胃络脉绝，羸瘦短气，亦系能补、能润、能通之品，故以为之佐。生地亦主寒热积聚，逐血痹。用细者，取其补而不腻，兼能走络也。三者合用，作增水行舟之计，故汤名增液，但非重用不为功。

本论于阳明下证，峙立三法：热结液干之大实证，则用大承气；偏于热结而液不干者，旁流是也，则用调胃承气；偏于液干多而热结少者，则用增液，所以迴护其虚，务存津液之心法也。

按： 吴又可纯恃承气以为攻病之具，用之得当则效，用之不当，其弊有三：一则邪在心包、阳明两处，不先开心包，徒攻阳明，下后仍然昏惑谵语，亦将如之何哉？吾知其必不救矣。二则体亏液涸之人，下后作战汗，或随战汗而脱，或不蒸汗徒战而脱。三者下后虽能战汗，以阴气大伤，转成上嗽下泄，夜热早凉之怯证，补阳不可，救阴不可，有延至数月而死者，有延至岁余而死者，其死均也。在又可当日，温疫盛行之际，非寻常温病可比，又可创温病治法，自有矫枉过正不暇详审之处，断不可概施于今日也。本论分别可与不可与、可补不可补之处，以俟明眼裁定，而又为此按语于后，奉商天下之欲救是证者。至若张氏、喻氏，有以甘温辛热立法者，湿温有可用之处，然须兼以苦泄淡渗，盖治外邪，宜通不宜守也，若风温、温热、温疫、温毒，断不可从。

【胡希恕按】

体虚津燥而致大秘结，以增液汤滑润通便，甚是。老人或虚人感染温病易发此证。

不过，温热伤人体液至速。由于迟下、误下、误汗而致此证者尤多，不可不知。

十二、阳明温病，下后汗出，当复其阴，益胃汤主之。

温热本伤阴之病，下后邪解汗出，汗亦津液之化，阴液受伤，不待言矣，故云当复其阴。此阴指胃阴而言，盖十二经皆禀气于胃，胃阴复而气降得食，则十二经之阴皆可复矣。欲复其阴，非甘凉不可。汤名益胃者，胃体阳而用阴，取益胃用之义也。下后急议复阴者，恐将来液亏燥起，而成干咳身热之怯证也。

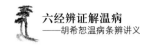 **益胃汤方**甘凉法

沙参三钱　麦冬五钱　冰糖一钱　细生地五钱　玉竹炒香，一钱五分

水五杯，煮取二杯，分二次服，渣再煮一杯服。

【胡希恕按】

下后汗出，乃里解表和之象，如无别证，只宜调其饮食，必自愈，实无与益胃汤之必要。尤其生地等滋腻品，不与疏通药物配合，久服反害胃气，须知。

十三、下后无汗，脉浮者，银翘汤主之；脉浮洪者，白虎汤主之；脉洪而芤者，白虎加人参汤主之。

此下后邪气还表之证也。温病之邪，上行极而下，下行极而上，下后里气得通，欲作汗而未能，以脉浮验之，知不在里而在表，逐邪者，随其性而宣泄之，就其近而引导之，故主以银翘汤，增液为作汗之具，仍以银花、连翘解毒而轻宣表气，盖亦辛凉合甘寒轻剂法也。

若浮而且洪，热气炽甚，津液立见消亡，则非白虎不可。若洪而且
芤，金受火克。元气不支，则非加人参不可矣。

🏵 **银翘汤方**辛凉合甘寒法

银花五钱 连翘三钱 竹叶二钱 生甘草一钱 麦冬四钱 细生地四钱

🏵 **白虎汤、白虎加人参汤**方论并见前

【胡希恕按】

下后无汗，脉浮或脉洪，乃遗热未尽，致表里不和之
象。随证以施银翘汤及白虎等法甚是。

惟此脉浮乃热亢津燥气浮之候，解为"不在里而在表"
实非。若误行薄荷一类发表药，则必有喘满之变，不可不知。

十四、下后无汗，脉不浮而数，清燥汤主之。

无汗而脉数，邪之未解可知，但不浮，无领邪外出之路，既下之
后，又无连下之理，故以清燥法，增水敌火，使不致为灾，一半日后
相机易法，即吴又可下后间服缓剂之法也。但又可清燥汤中用陈皮之
燥，柴胡之升，当归之辛窜，津液何堪！以燥清燥，有是理乎？此条
乃用其法而不用其方。

🏵 **清燥汤方**甘凉法

麦冬五钱 知母二钱 人中黄一钱五分 细生地五钱 元参三钱

水八杯，煮取三杯。分三次服。

加减法：咳嗽胶痰，加沙参三钱，桑叶一钱五分，梨汁半酒杯，牡蛎三钱，牛蒡子三钱。

按：吴又可咳嗽胶痰之证，而用苏子、橘红、当归，病因于燥而用燥药，非也，在湿温门中不禁。

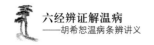

【胡希恕按】

下后无汗，脉数，亦是遗热在里，致表里不和之象。数与浮，于此情形下皆主热主虚，当随证用上法。

或此所出清燥法，均无不可，但不得只依脉而定方。

十五、下后数日，热不退，或退不尽，口燥咽干，舌苔干黑，或金黄色，脉沉而有力者，护胃承气汤微和之；脉沉而弱者，增液汤主之。

温病下后，邪气已净，必然脉静身凉，邪气不净，有延至数日邪气复聚于胃，须再通其里者，甚至屡下而后净者，诚有如吴又可所云。但正气日虚一日，阴津日耗一日，须加意防护其阴，不可稍有鲁莽，是在任其责者临时斟酌尽善耳。吴又可于邪气复聚之证，但主以小承气，本论于此处分别立法。

🔱 **护胃承气汤方**苦甘法

生大黄三钱　元参三钱　细生地三钱　丹皮二钱　知母二钱　麦冬三钱，连心，

水五杯，煮取二杯，先服一杯，得结粪，止后服，不便，再服。

增液汤 方见前

 【胡希恕按】

　　下后数日，热不退，口燥咽干，舌苔干黑，脉沉有力，仍是热实俱甚之象。

　　护胃承气汤为攻病顾虚之治固可，惟此形势宜急下，仍宜更加芒硝为妥。

　　脉沉而弱，为津伤致虚之候，用增液汤法虽是，但燥热正盛如上证，仍宜配合缓下药物为佳。

　　十六、阳明温病，下后二三日，下证复现，脉下甚沉，或沉而无力，止可与增液，不可与承气。

　　此恐犯数下之禁也。

 【胡希恕按】

　　热毒充盛，下而复聚，脉不甚沉，或沉而无力，乃津为热燥之象。

　　增液汤能滋阴，而不足以逐热毒。若津液内竭，大便燥结，而无盛热之候者，用为滋津润便固无不可。

　　若热邪犹盛，投此滋补之品，反更助长热势，正犯实实之弊。

　　故必须合以疏涤之品，如增液承气辈，滋津祛邪两无所害，才是正治。

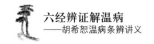
十七、阳明温病，下之不通，其证有五：应下失下，正虚不能运药，不运药者死，新加黄龙汤主之。喘促不宁，痰涎壅滞，右寸实大，肺气不降者，宣白承气汤主之。左尺牢坚，小便赤痛，时烦渴甚，导赤承气汤主之。邪闭心包，神昏舌短，内窍不通，饮不解渴者，牛黄承气汤主之。津液不足，无水舟停者，间服增液，再不下者，增液承气汤主之。

经谓下不通者死。盖下而至于不通，其为危险可知，不忍因其危险难治而遂弃之。兹按温病中下之不通者共有五因：其因正虚不运药者，正气既虚，邪气复实，勉拟黄龙法，以人参补正，以大黄逐邪，以冬、地增液，邪退正存一线，即可以大队补阴而生，此邪正合治法也。其因肺气不降，而里证又实者，必喘促、寸实，则以杏仁、石膏宣肺气之痹，以大黄逐肠胃之结，此脏腑合治法也。其因火腑不通，左尺必现牢坚之脉左尺，小肠脉也，俗候于左寸者非，细考《内经》自知，小肠热盛，下注膀胱、小便必涓滴，赤且痛也，则以导赤去淡通之阳药，加连、柏之苦通火腑，大黄、芒硝承胃气而通大肠，此二肠同治法也。其因邪闭心包，内窍不通者，前第五条已有先与牛黄丸、再与承气之法，此条系已下而不通，舌短神昏，闭已甚矣，饮不解渴，消亦甚矣。较前条仅仅谵语则更急而又急，立刻有闭脱之虞，阳明大实不通，有消亡肾液之虞，其势不可少缓须臾，则以牛黄丸开手少阴之闭，以承气急泻阳明，救足少阴之消，此两少阴合治法也。再此条亦系三焦俱急，当与前第九条用承气、陷胸合法者参看。其因阳明太热，津液枯燥，水不足以行舟，而结粪不下者，非增液不可。服增液两剂，法当自下，其或脏燥太甚之人，竟有不下者，则以增液合调胃承气汤，缓缓与服，约二时服半杯沃之，此一腑中气血合治法也。

🌀 新加黄龙汤苦甘咸法

细生地五钱　生甘草二钱　人参一钱五分，另煎　生大黄三钱　芒硝一钱
元参五钱　麦冬五钱，连心　当归一钱五分　海参洗，二条　姜汁六匙

水八杯，煮取三杯。先用一杯，冲参汁五分、姜汁二匙，顿服之，如腹中有响声，或转矢气者。为欲便也；候一二时不便，再如前法服一杯；候二十四刻不便，再服第三杯；如服一杯即得便，止后服，酌服益胃汤一剂益胃汤方见前，余参或可加入。

方论：此处方于无可处之地，勉尽人力，不肯稍有遗憾之法也。旧方用大承气加参、地、当归，须知正气久耗，而大便不下者，阴阳俱惫，尤重阴液消亡，不得再用枳、朴伤气而耗液，故改用调胃承气，取甘草之缓急，合人参补正，微点姜汁，宣通胃气，代枳、朴之用，合人参最宣胃气，加麦、地、元参，保津液之难保，而又去血结之积聚，姜汁为宣气分之用，当归为宣血中气分之用，再加海参者，海参咸能化坚，甘能补正，按海参之液，数倍于其身，其能补液可知，且蠕动之物，能走络中血分，病久者必入络，故以之为使也。

🌀 宣白承气汤方苦辛淡法

生石膏五钱　生大黄三钱　杏仁粉二钱　瓜蒌皮一钱五分
水五杯，煮取二杯，先服一杯，不知再服。

🌀 导赤承气汤

赤芍三钱　细生地五钱　生大黄三钱　黄连二钱　黄柏二钱　芒硝一钱
水五杯，煮取二杯，先服一杯，不下再服。

牛黄承气汤

即用前安宫牛黄丸二丸，化开，调生大黄末三钱，先服一半，不知再服。

增液承气汤

即于增液汤内，加大黄三钱，芒硝一钱五分。

水八杯，煮取三杯，先服一杯，不知再服。

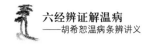

【胡希恕按】

若由于失下，而致邪实正虚，竟至不能运药，当属不治之例。此时用补正逐邪如新加黄龙汤法一试，亦无不可。不过更加胆汁、童便等品，为诱导代谢机能之复兴，益佳。

喘促不宁，痰涎壅滞，右寸实大，为气逆津结上焦之象。通上焦，下津液，和胃气，惟柴胡具此特长，仲景已有明示。

故此宜大柴胡汤加芒硝，或更加石膏，宣白承气实无必要。

左尺牢坚，小便赤痛，时烦渴甚，用导赤承气汤，实不如桃仁承气汤或大黄牡丹汤与茵陈蒿汤合方为妥。

神昏舌短，用牛黄承气汤；津液不足，用增液承气汤，均无不可。

总之下之不通，多属下之不合法。

柴胡以利胸胁之结，甘草以缓大肠之急，此为吾人屡屡经验之事实。

硝黄虽能攻下，每为药物配合之失当，而难达所期之效果。余如伍以黄芩、黄连、栀子等味，以下结热；伍以桃仁、丹皮、水蛭、虻虫等味，以下瘀血；治结胸则合甘遂、大戟、芫花；治发黄则合茵陈、栀子。

只要随证而施，无不投则立验。若执片面脉证，而臆度处方，则未免失之过远。

十八、下后虚烦不眠，心中懊恼，甚至反复颠倒，栀子豉汤主之；若少气者，加甘草；若呕者，加姜汁。

邪气半至阳明，半犹在膈，下法能除阳明之邪，不能除膈间之邪，故证现懊恼虚烦，栀子豉汤，涌越其在上之邪也。少气加甘草者，误下固能伤阴，此则以误下而伤胸中阳气，甘能益气，故加之。呕加姜汁者，胃中未至甚热燥结，误下伤胃中阳气，木来乘之，故呕，加姜汁，和肝而降胃气也，胃气降，则不呕矣。

🏵 **栀子豉汤** 方见上焦篇

🏵 **栀子豉加甘草汤**

即于栀子豉汤内，加甘草二钱，煎法如前。

🏵 **栀子豉加姜汁方**

即于栀子豉汤内，加姜汁五匙。

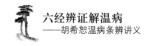
【胡希恕按】

　　此条见于《伤寒论》，可互参。

　　十九、阳明温病，干呕口苦而渴，尚未可下者，黄连黄芩汤主之。不渴而舌滑者属湿温。

　　温热，燥病也，其呕由于邪热夹秽，扰乱中宫而然，故以黄连、黄芩彻其热，以芳香蒸变化其浊也。

黄连黄芩汤方 苦寒微辛法

黄连二钱　黄芩二钱　郁金一钱五分　香豆豉二钱

水五杯，煮取二杯，分二次服。

【胡希恕按】

　　阳明温病，干呕，口苦而渴，谓为尚未可攻虽是，亦即"伤寒呕多，虽有阳明证，不可攻之"之义，但无"以芳香蒸变化其浊"之必要。我以为宜大小柴胡汤加石膏，或加芒硝为妥。

　　所以，黄连黄芩汤不外从栀子豉汤套出，固亦可充少阳法剂，然与此证不合。

　　二十、阳明温病，舌黄燥，肉色绛，不渴者，邪在血分，清营汤主之。若滑者，不可与也，当于湿温中求之。

温病传里，理当渴甚，今反不渴者，以邪气深入血分，格阴于外，上潮于口，故反不渴也。曾过气分，故苔黄而燥。邪居血分，故舌之肉色绛也。若舌苔白滑、灰滑、淡黄而滑，不渴者，乃湿气蒸腾之象，不得用清营柔以济柔也。

清营汤方 见上焦篇

【胡希恕按】

阳明温病，邪在血分，清营汤虽可用，亦宜更加大黄为佳。

并有随证用桃仁承气汤或大黄牡丹汤的机会甚多。

二一、阳明斑者，化斑汤主之。

方义并见上焦篇。

【胡希恕按】

见斑即用化斑汤，亦不足为法，宜随证治之为是。

二二、阳明温病，下后疹续出者，银翘散去豆豉，加细生地、大青叶、元参、丹皮汤主之。

方义并见上焦篇。

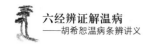

【胡希恕按】

下后疹续出，乃里和表透佳兆，亦宜随证以药消息之。

虽不无用银翘散去豆豉加生地大青叶元参丹皮汤的机会，但不得视为定法。

二三、斑疹，用升提则衄，或厥，或呛咳，或昏痉，用壅补则瞀乱。

此治斑疹之禁也。斑疹之邪在血络，只喜轻宣凉解。若用柴胡、升麻辛温之品，直升少阳，使热血上循清道则衄；过升则下竭，下竭者必上厥；肺为华盖，受热毒之熏蒸则呛咳；心位正阳，受升提之摧迫则昏痉。至若壅补，使邪无出路，络道比经道最细，诸疮痛痒，皆属于心，既不得外出，其势必返而归之于心，不瞀乱得乎？

【胡希恕按】

无其证而用其药，无益而有害，尤不只柴胡、升麻而已。

至升提之说，已屡辩之，不可信！

二四、斑疹阳明证悉具，外出不快，内壅特甚者，调胃承气汤微和之，得通则已，不可令大泄，大泄则内陷。

此斑疹下法，微有不同也。斑疹虽宜宣泄，但不可太过，令其内陷。斑疹虽忌升提，亦畏内陷。方用调胃承气者，避枳、朴之温燥，取芒硝之入阴，甘草败毒缓中也。

调胃承气汤方见前

【胡希恕按】

里实表不透，影响斑疹外出不快，以"调胃承气汤微和之"甚有见（识）。

但亦颇多桃仁承气汤与大黄牡丹皮汤证，以调胃承气汤为定法亦非。

二五、阳明温毒发痘者，如斑疹法，随其所在而攻之。

温毒发痘，如小儿痘疮，或多或少，紫黑色，皆秽浊太甚，疗治失宜而然也。虽不多见，间亦有之。随其所在而攻，谓脉浮则用银翘散加生地、元参，渴加花粉，毒重加金汁、人中黄，小便短加芩、连之类；脉沉内壅者，酌轻重下之。

【胡希恕按】

痘为一种传染病，不关乎"秽浊太甚"，更不是"疗治失宜"所致病。

"随其所在而攻之"，大似见道语，但仍不如"随其见证而治之"为正。盖随其所在犹存几多之臆测，随其见证乃现成具体之规律。毫厘、千里之误，最须力辨。

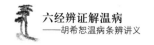
二六、阳明温毒，杨梅疮者，以上法随其所偏而调之，重加败毒，兼与利湿。

此条当入湿温，因上条温痘连类而及，故编于此，可以互证也。杨梅疮者，形似杨梅，轻则红紫，重则紫黑，多现于背部、面部，亦因感受秽浊而然。如上法者，如上条治温痘之法。毒甚故重加败毒，此证毒附湿而为灾，故兼与利湿，如萆薢、土茯苓之类。

【胡希恕按】

> 杨梅疮为传染病，虽宜祛毒为治，但列入阳明温毒不类。

二七、阳明温病，不甚渴，腹不满，无汗，小便不利，心中懊憹者，必发黄，黄者栀子柏皮汤主之。

受邪太重，邪热与胃阳相搏，不得发越，无汗不能自通，热必发黄矣。

🔸 栀子柏皮汤方

栀子五钱　生甘草二钱　黄柏五钱

水五杯，煮取二杯，分二次服。

方论：此湿淫于内，以苦燥之，热淫于内，佐以甘苦法也。栀子清肌表，解五黄，又治内烦。黄柏泻膀胱，疗肌肤间热。甘草协和内外。三者其色皆黄，以黄退黄，同气相求也。按又可但有茵陈大黄汤，而无栀子柏皮汤，温热发黄，岂可皆下者哉！

【胡希恕按】

　　黄如偏热者宜此方，但所述无汗，小便不利，心中懊憹者，应合用茵陈五苓散；如有实痛者，宜栀子大黄汤。《金匮要略》论之详，可互参。

二八、阳明温病，无汗，或但头汗出，身无汗，渴欲饮水，腹满，舌燥黄，小便不利者，必发黄，茵陈蒿汤主之。

　　此与上条异者，在口渴、腹满耳。上条口不甚渴，腹不满，胃不甚实，故不可下；此则胃家已实而黄不得退，热不得越，无出表之理，故从事于下趋大小便也。

　　🌿**茵陈蒿汤**

　　茵陈蒿六钱　栀子三钱　生大黄三钱

　　水八杯，先煮茵陈减水之半，再入二味，煮成三杯，分三次服，以小便利为度。

　　方论：此纯苦急趋之方也。发黄外闭也，腹满内闭也，内外皆闭，其势不可缓，苦性最急，故以纯苦急趋下焦也。黄因热结，泻热者必泻小肠，小肠丙火，非苦不通。胜火者莫如水，茵陈得水之精；开郁莫如发陈，茵陈生发最速，高出众草，主治热结黄疸，故以之为君。栀子通水源而利三焦，大黄除实热而减腹满，故以之为佐也。

【胡希恕按】

本条所述，方证均合，自无可议。但方论亦不足取。

二九、阳明温病，无汗，实证未剧，不可下，小便不利者，甘苦合化，冬地三黄汤主之。

大凡小便不通，有责之膀胱不开者，有责之上游结热者，有责之肺气不化者。温热之小便不通，无膀胱不开证，皆上游_{指小肠而言}热结，与肺气不化而然也。小肠火腑，故以三黄苦药通之；热结则液干，故以甘寒润之；金受火刑，化气维艰，故倍用麦冬以化之。

 冬地三黄汤方 甘苦合化阴气法

麦冬八钱　黄连一钱　苇根汁半酒杯，冲　元参四钱　黄柏一钱　银花露半酒杯，冲　细生地四钱　黄芩一钱　生甘草三钱

水八杯，煮取三杯，分三次服，以小便得利为度。

【胡希恕按】

冬地三黄汤，用于热结液干之小便不利者，固无不可，温热病中亦可能有此证。

然按配合药物，其人须有津液涸竭、心下痞、烦悸、小便赤涩等症，才为合拍。

所述阳明温病，无汗，实证未剧，小便不利者，而用此法，大是疑问。

盖小便不利，水停气郁，最宜阻汗外达。若与热结，必将为发黄之变。于实证未剧时，正宜为逐水解热之治，此时用滋补之品，大非所宜！学者必须知此，慎勿为后世家臆度之论所误。

三十、温病，小便不利者，淡渗不可与也，忌五苓、八正辈。

此用淡渗之禁也。热病有余于火，不足于水，惟以滋水泻火为急务，岂可再以淡渗动阳而烁津乎？奈何吴又可于小便条下，特立猪苓汤，乃去仲景原方之阿胶，反加木通、车前，渗而又渗乎！其治小便血分之桃仁汤中，仍用滑石，不识何解！

【胡希恕按】

温病有余于火，不足于水，应以滋水泻火为急务，不得再以淡渗而利津等说，确属至言。

但温病之小便不利，作何征象？必须明白示人。若以水不行于下，致无汗发热之证，亦以温病之小便不利视之，岂非大错？！吴又可之说，亦未为非是。

总之，必须明辨证候，随（后）再取舍方药，治无不当。如存一偏之见，臆度病因为治，必多误人。

三一、温病燥热，欲解燥者，先滋其干，不可纯用苦寒也，服之反燥甚。

此用苦寒之禁也。温病有余于火，不用淡渗犹易明，并苦寒亦设禁条，则未易明也。举世皆以苦能降火，寒能泻热，坦然用之而无疑，不知苦先入心，其化以燥，服之不应，愈化愈燥。宋人以目为火户，设立三黄汤，久服竟至于瞽，非化燥之明征乎？吾见温病而恣用苦寒，津液干涸不救者甚多。盖化气比本气更烈。故前条冬地三黄汤，甘寒十之八九，苦寒仅十之一二耳。至茵陈蒿汤之纯苦，止有一用，或者再用，亦无屡用之理。吴又可屡诋用黄连之非，而又恣用大黄，借乎其未通甘寒一法也。

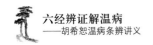 【胡希恕按】

温病多热伤津，结果必燥，燥则宜滋，均属至理。然亦宜细审为病之深浅虚实，而为滋清寒下适宜之治。

盖燥而虚者，宜滋水而兼清热，苦寒必须力禁。

燥而实者，宜下火而救津液，苦寒导下，亦势在必行。

况热为燥之因，燥久则虚竭，以燥虚之体，当如焚之邪，此温病之所以死不治。

故善治温者，于热势方盛时，即宜早为滋水急下之治，如仿炙甘草汤或者玉女煎或增液汤等大队滋润品，合大量石膏及硝黄，一举而肃清热毒，使无虚燥后来之变，最为稳妥。

三二、阳明温病，下后热退，不可即食，食者必复；周十二时后，缓缓与食，先取清者，勿令饱，饱则必复，复必重也。

此下后暴食之禁也。下后虽然热退，余焰尚存，盖无形质之邪，每借有形质者以为依附，必须坚壁清野，勿令即食。一日后，稍可食清而又清之物，若稍重浊，犹必复也。勿者，禁止之词，必者，断然之词也。

【胡希恕按】

　　食则劳胃动热，确是实情。病后戒饱，病中不食，更不宜强食，百病皆然，而以温热为最须知。

三三、阳明温病，下后脉静，身不热，舌上津回，十数日不大便，可与益胃、增液辈，断不可再与承气也。下后舌苔未尽退，口微渴，面微赤，脉微数，身微热，日浅者亦与增液辈，日深舌微干者，属下焦复脉法也方见下焦。勿轻与承气，轻与者肺燥而咳，脾滑而泄，热反不除，渴反甚也，百日死。

此数下亡阴之大戒也。下后不大便十数日。甚至二十日，乃肠胃津液受伤之故，不可强责其便，但与复阴，自能便也。此条脉静身凉，人犹易解，至脉虽不燥而未静，身虽不壮热而未凉，俗医必谓邪气不尽，必当再下，在又可法中亦必再下。不知大毒治病，十衰其六，但与存阴退热，断不误事下后邪气复聚，大热大渴，面正赤，脉躁甚，不在此例。

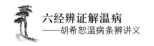

若轻与苦燥，频伤胃阴，肺之母气受伤，阳明化燥，肺无秉气，反为燥逼，焉得不咳。燥咳久者，必身热而渴也。若脾气为快利所伤，必致滑泄，滑泄则阴伤而热渴愈加矣，迁延三月，天道小变之期，其势不能再延，故曰百日死也。

【胡希恕按】

下后脉静身和，自无再下之理。虽十数日不大便，当无所苦，必要（时）可施诱导滋润等法为是。

若舌苔未尽，口微渴，面微赤，脉微数，身微热，明是邪犹未尽，须防余烬复燃。虽未必可用大承气汤，但随证而施缓下之剂，未为不可。

更不必以日之浅深，而为增液、复脉之法限。热实未已，与此滋补有害而无益。

假如脉不数而有虚象，乃津液大伤之征，愈下愈虚，愈虚愈燥，诚可为所述等坏病。此与增液辈，当无不宜。下之不合法，虽去干便，而邪反自留。每多发此证，又须深知。

三四、阳明温病，渴甚者，雪梨浆沃之。

雪梨浆 方法见前

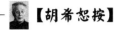**【胡希恕按】**

　　阳明温病渴甚者，虽可与雪梨浆，但仍宜随证选用石膏配剂为妥。

　　三五、阳明温病，下后微热，舌苔不退者，薄荷末拭之。

　　以新布蘸新汲凉水，再蘸薄荷细末，频擦舌上。

【胡希恕按】

　　薄荷末拭舌可退苔，但未必能去热。

　　三六、阳明温病，斑疹、温痘、温疮、温毒，发黄、神昏谵语者，安宫牛黄丸主之。

　　心居膈上，胃居膈下，虽有膜隔，其浊气太甚，则亦可上干心包络，且病自上焦而来，故必以芳香逐秽开窍为要也。

　　安宫牛黄丸 方见上焦篇

【胡希恕按】

　　本条所述，虽可与安宫牛黄丸治之，但亦宜辨脉与证，而以随证适宜之治乃是。不得以牛黄丸为神昏谵语之特效方。

　　三七、风温、温热、温疫、温毒、冬温之在中焦，阳明病居多；湿温之在中焦，太阴病居多；暑温则各半也。

　　此诸温不同之大关键也。温热皆因于火，以火从火，阳明阳土，以阳从阳，故阳明病居多。湿温则以湿从湿，太阴阴土，以阴从阴，则太阴病居多。暑兼湿热，故各半也。

【胡希恕按】

　　阳明为热结于里所致病，故温热之中焦，可多为阳明病。

　　太阴为寒湿在里所致病，湿温在中焦，可致瘀热在里的谷疸，未必即发太阴病。后世凡湿即视作太阴病，故吴氏有此论。仲景虽亦有"太阴者身必发黄"为说，然是指阳明之热合太阴之湿，所谓并病之属，究不得以纯太阴病目之。须知。

暑温、伏暑

三八、脉洪滑，面赤，身热，头晕，不恶寒，但恶热，舌上黄滑苔，渴欲凉饮，饮不解渴，得水则呕，按之胸下痛，小便短，大便闭者，阳明暑温，水结在胸也，小陷胸汤加枳实主之。

脉洪，面赤，不恶寒，病已不在上焦矣。暑兼温热，热甚则渴，引水求救。湿郁中焦，水不下行，反来上逆，则呕。胃气不降，则大便闭。故以黄连、瓜蒌清在里之热痰，半夏除水痰而强胃，加枳实者，取其苦辛通降，开幽门而引水下行也。

小陷胸加枳实汤方苦辛寒法

黄连二钱　瓜蒌三钱　枳实二钱　半夏五钱

急流水五杯，煮取二杯，分二次服。

【胡希恕按】

本条所述，乃热饮郁结之证，应以小柴胡汤加石膏与小陷胸汤合方治之。小陷胸加枳实汤似不妥，学者须细研。

三九、阳明暑温，脉滑数，不食、不饥、不便，浊痰凝聚，心下痞者，半夏泻心汤去人参、干姜、大枣、甘草加枳实、杏仁主之。

不饥不便，而有浊痰，心下痞满，湿热互结而阻中焦气分。故以半夏、枳实开气分之湿结；黄连、黄芩开气分之热结；杏仁开肺与大肠之气痹；暑中热甚，故去干姜；非伤寒误下之虚痞，故去人参、甘草、大枣，且畏其助湿作满也。

半夏泻心汤去干姜甘草加枳实杏仁方 苦辛寒法

半夏一两　黄连二钱　黄芩三钱　枳实二钱　杏仁三钱

水八杯，煮取三杯，分三次服。虚者复纳人参二钱，大枣三枚。

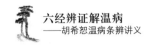

【胡希恕按】

本条所述证，宜小柴胡汤与泻心汤合方，无用半夏泻心汤去干姜甘草加枳实杏仁之必要。

四十、阳明暑温，湿气已化，热结独存，口燥咽干，渴欲饮水，面目俱赤，舌燥黄，脉沉实者，小承气汤各等分下之。

暑兼湿热，其有体瘦质燥之人，感受热重湿轻之证，湿先从热化尽，只余热结中焦，具诸下证，方可下之。

小承气汤方 方义并见前。此处不必以大黄为君，三物各等分可也

【胡希恕按】

本条证用小承气汤远不如大柴胡汤加石膏为妥。

四十一、暑温蔓延三焦，舌滑微黄，邪在气分者，三石汤主之；邪气久留，舌绛苔少，热搏血分者，加味清宫汤主之；神识不清，热闭内窍者，先与紫雪丹，再与清宫汤。

蔓延三焦，则邪不在一经一脏矣，故以急清三焦为主。然虽云三焦，以手太阴一经为要领。盖肺主一身之气，气化则暑湿俱化，且肺脏受生于阳明，肺之脏象属金色白，阳明之气运亦属金色白。故肺经之药多兼走阳明，阳明之药多兼走肺也。再肺经通调水道，下达膀胱，肺痹开则膀胱亦开，是虽以肺为要领，而胃与膀胱皆在治中，则三焦俱备矣，是邪在气分而主以三石汤之奥义也。若邪气久羁，必归血络，心主血脉，故以加味清宫汤主之。内窍欲闭，则热邪盛矣，紫雪丹开内窍而清热最速者也。

三石汤方

飞滑石三钱　生石膏五钱　寒水石三钱　杏仁三钱　竹茹炒，二钱　银花三钱，花露更妙　金汁一酒杯，冲　白通草二钱

水五杯，煮成二杯，分二次温服。

方论：此微苦辛寒兼芳香法也。盖肺病治法，微苦则降，过苦反过病所，辛凉所以清热，芳香所以败毒而化浊也。按：三石，紫雪丹中

之君药，取其得庚金之气，清热退暑利窍，兼走肺胃者也；杏仁、通草为宣气分之用，且通草直达膀胱，杏仁直达大肠；竹茹以竹之脉络，而通人之脉络；金汁、银花，败暑中之热毒。

加味清宫汤方

即于前清宫汤内加知母三钱、银花二钱、竹沥五茶匙冲入。

方论：此苦辛寒法也。清宫汤前已论之矣。加此三味者，知母泻阳明独胜之热，而保肺清金；银花败毒而清络；竹沥除胸中大热，止烦闷消渴；合清宫汤为暑延三焦血分之治也。

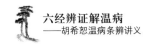

【胡希恕按】

暑湿蔓延三焦作何征象？邪在气分，所见何证？

只凭舌滑微黄，即主以三石汤；舌绛苔少，即谓为热搏血分，主以加味清宫汤；神识不清，谓为热闭内窍，先与紫雪丹，再与清宫汤。统属就片面症状，而为想当然之治，万不可从。

四十二、暑温、伏暑，三焦均受，舌灰白，胸痞闷，潮热呕恶，烦渴自利，汗出溺短者，杏仁滑石汤主之。

舌白胸痞，自利呕恶，湿为之也。潮热烦渴，汗出溺短，热为之也。热处湿中，湿蕴生热，湿热交混，非偏寒偏热可治，故以杏仁、滑石、通草先宣肺气，由肺而达膀胱以利湿，厚朴苦温而泻湿满，芩、连清里而止湿热之利，郁金芳香走窍而开闭结，橘、半强胃而宣湿化痰以止呕恶，俾三焦混处之邪，各得分解矣。

杏仁滑石汤方 苦辛寒法

杏仁三钱　滑石三钱　黄芩二钱　橘红一钱五分　黄连一钱　郁金二钱　通草一钱　厚朴二钱　半夏三钱

水八杯，煮取三杯，分三次服。

【胡希恕按】

潮热、呕恶、烦渴、汗出、胸痞、自利等证，明是阳明少阳并病之属，用小柴胡汤治之乃佳。所出杏仁滑石汤，与证不大合拍。

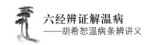
寒　湿

四十三、湿之入中焦，有寒湿，有热湿，有自表传来，有水谷内蕴，有内外相合。其中伤也，有伤脾阳，有伤脾阴，有伤胃阳，有伤胃阴，有两伤脾胃。伤脾胃之阳者十常八九，伤脾胃之阴者十居一二。彼此混淆，治不中窾，遗患无穷，临证细推，不可泛论。

此统言中焦湿证之总纲也。寒湿者，湿与寒水之气相搏也，盖湿水同类，其在天之阳时为雨露，阴时为霜雪，在江河为水，在土中为湿，体本一源，易于相合，最损人之阳气。热湿者，在天时长夏之际，盛热蒸动湿气流行也；在人身湿郁本身阳气久而生热也，兼损人之阴液。自表传来，一由经络而脏腑，一由肺而脾胃。水谷内蕴，肺虚不能化气，脾虚不能散津，或形寒饮冷，或酒客中虚。内外相合，客邪既从表入，而伏邪又从内发也。伤脾阳，在中则不运、痞满，传下则洞泄、腹痛。伤胃阳，则呕逆不食，膈胀胸痛。两伤脾胃，既有脾证，又有胃证也。其伤脾胃之阴若何？湿久生热，热必伤阴，古称湿火者是也。伤胃阴，则口渴不饥。伤脾阴，则舌先灰滑，后反黄燥，大便坚结。湿为阴邪，其伤人之阳也，得理之正，故多而常见。其伤人之阴也，乃势之变，故罕而少见。治湿者必须审在何经何脏，兼寒兼热，气分血分，而出辛凉、辛温、甘温、苦温、淡渗、苦渗之治，庶所投必效。若脾病治胃，胃病治脾，兼下焦者，单治中焦，或笼统混治，脾胃不分，阴阳寒热不辨，将见肿胀、黄疸、洞泄、衄血、便血，诸证蜂起矣。惟在临证者细心推求，下手有准的耳。盖土为杂气，兼证甚多，最难分析，岂可泛论湿气而已哉！

【胡希恕按】

　　果如湿，可有热有寒、伤脾伤胃、伤阴伤阳等等异处，则必有其各别证候反映于人身。秦越人所谓病之应于大表者是。则遵仲景阴阳六经之辨，讲随证治之之法，如何可能误人？奈后世不在实际上下工夫，望风捉影，谈空说玄，且更各执偏见，互争长短，论病用药，均凭臆测。反使后之学者，无所依从，中医学千余年不得长足进步，良由于此。

四十四、足太阴寒湿，痞结胸满，不饥不食，半苓汤主之。

　　此书以温病名，并列寒湿者，以湿温紧与寒湿相对，言寒湿而湿温更易明析。

　　痞结胸满，仲景列于太阴篇中，乃湿郁脾阳，足太阴之气，不为鼓动营运。脏病而累及腑，痞结于中，故亦不能食也。故以半夏、茯苓培阳土以吸阴土之湿，厚朴苦温以泻湿满，黄连苦以渗湿，重用通草以利水道，使邪有出路也。

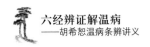

半苓汤方 此苦辛淡渗法也

半夏五钱　茯苓块五钱　川连一钱　厚朴三钱　通草八钱，煎汤煮前药

水十二杯，煮通草成八杯，再入余药煮成三杯，分三次服。

【胡希恕按】

痞结胸满，不饥不食，可随证用小柴胡汤、半夏泻心汤、半夏厚朴汤等，或单用，或合方，或加减为妥。无用半苓汤方之必要。

四十五、足太阴寒湿，腹胀，小便不利，大便溏而不爽，若欲滞下者，四苓加厚朴秦皮汤主之，五苓散亦主之。

经谓太阴所至，发为䐜胀，又谓厥阴气至为䐜胀，盖木克土也。太阴之气不运，以致膀胱之气不化，故小便不利。四苓辛淡渗湿，使膀胱开而出邪，以厚朴泻胀，以秦皮洗肝也。其或肝气不热，则不用秦皮，仍用五苓中之桂枝以和肝，通利三焦而行太阳之阳气，故五苓散亦主之。

四苓加厚朴秦皮汤方 苦温淡法

苍术三钱　厚朴三钱　茯苓块五钱　猪苓四钱　秦皮二钱　泽泻四钱

水八杯，煮成八分三杯，分三次服。

五苓散 甘温淡法

猪苓一两　赤术一两　茯苓一两　泽泻一两六钱　桂枝五钱

共为细末，百沸汤和服三钱，日三服。

　【胡希恕按】

本条证（治）用五苓散可行，但四苓加厚朴秦皮无必要。

四十六、足太阴寒湿，四肢乍冷，自利，目黄，舌白滑，甚则灰，神倦不语，邪阻脾窍，舌蹇语重，四苓加木瓜草果厚朴汤主之。

脾主四肢，脾阳郁故四肢乍冷。湿渍脾而脾气下溜，故自利。目白精属肺，足太阴寒则手太阴不能独治，两太阴同气也，且脾主地气，肺主天气，地气上蒸，天气不化，故目睛黄也。白滑与灰，寒湿苔也。湿困中焦，则中气虚寒，中气虚寒，则阳光不治，主正阳者心也，心藏神，故神昏。心主言，心阳虚故不语。脾窍在舌，湿邪阻窍，则舌蹇而语声迟重。湿以下行为顺，故以四苓散祛湿下行，加木瓜以平木，治其所不胜也。厚朴以温中行滞，草果温太阴独胜之寒，芳香而达窍，补火以生土，驱浊以生清也。

四苓加木瓜厚朴草果汤方苦热兼酸淡法

生于白术三钱　猪苓一钱五分　泽泻一钱五分　赤苓块五钱　木瓜一钱　厚朴一钱　草果八分　半夏三钱

水八杯，煮取八分三杯，分三次服。阳素虚者，加附子二钱。

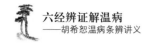 **【胡希恕按】**

目黄已为发黄之渐，只以自利，湿有所去，尚未至黄疸重候，余证亦是热为湿郁形象，宜与茵陈五苓散。四苓加木瓜厚朴草果汤为非治，不可从。

四十七、足太阴寒湿，舌灰滑，中焦滞痞，草果茵陈汤主之；面目俱黄，四肢常厥者，茵陈四逆汤主之。

湿滞痞结，非温通而兼开窍不可，故以草果为君。茵陈因陈生新，生发阳气之机最速，故以之为佐。广皮、大腹、厚朴，共成泻痞之功。猪苓、泽泻，以导湿外出也。若再加面黄肢逆，则非前汤所能济，故以四逆回厥，茵陈宣湿退黄也。

草果茵陈汤方 苦辛温法

草果一钱　茵陈三钱　茯苓皮三钱　厚朴二钱　广皮一钱五分　猪苓二钱　大腹皮二钱　泽泻一钱五分

水五杯，煮取二杯，分二次服。

茵陈四逆汤方 苦辛甘热复微寒法

附子三钱，炮　干姜五钱　炙甘草二钱　茵陈六钱

水五杯，煮取二杯。温服一杯，厥回止后服；仍厥，再服；尽剂，厥不回，再作服。

【胡希恕按】

　　草果茵陈汤不外集利尿宽胀药物为方，用以治湿滞痞结未为不可。然只看中焦滞痞，即用本方，亦似欠妥。

　　因此病可用之方剂太多，不出标准证候，如何茫然投试？

　　至茵陈四逆汤，即后世所谓阴黄治剂。然非真阴寒之候，不得妄投。面目俱黄，四肢常厥，亦不足为阴黄确征。

　　四十八、足太阴寒湿，舌白滑，甚则灰，脉迟，不食，不寐，大便窒塞，浊阴凝聚，阳伤腹痛，痛甚则肢逆，椒附白通汤主之。

　　此足太阴寒湿，兼足少阴、厥阴证也。白滑、灰滑，皆寒湿苔也。脉迟者，阳为寒湿所困，来去俱迟也。不食，胃阳痹也。不寐，中焦湿聚，阻遏阳气不得下交于阴也。大便窒塞，脾与大肠之阳，不能下达也。阳为湿困，返逊位于浊阴，故浊阴得以蟠踞中焦而为痛也。凡痛皆邪正相争之象，虽曰阳困，究竟阳未绝灭，两不相下，故相争而痛也后凡言痛者仿此。椒附白通汤，齐通三焦之阳，而急驱浊阴也。

　　　椒附白通汤方

　　生附子炒黑，三钱　　川椒炒黑，二钱　　淡干姜二钱　　葱白三茎　　猪胆汁半烧
酒杯，去渣后调入

　　水五杯，煮成二杯，分二次凉服。

方论：此苦辛热法复方也。苦与辛合，能降能通，非热不足以胜重寒而回阳。附子益太阳之标阳，补命门之真火，助少阳之火热。盖人之命火，与太阳之阳、少阳之阳旺，行水自速。三焦通利，湿不得停，焉能聚而为痛，故用附子以为君，火旺则土强。干姜温中逐湿痹，太阴经之本药，川椒燥湿除胀消食，治心腹冷痛，故以二物为臣。葱白由内而达外，中空，通阳最速，亦主腹痛，故以为之使。浊阴凝聚不散，有格阳之势，故反佐以猪胆汁，猪，水畜属肾，以阴求阴也；胆乃甲木，从少阳，少阳主开泄，生发之机最速。此用仲景白通汤，与许学士椒附汤，合而裁制者也。

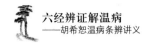

【胡希恕按】

本条述证，虽有可用椒附白通汤的机会，但用药芜杂，终不如随证以大建中汤与白通汤或与白通加猪胆汁汤合方为佳。

四十九、阳明寒湿，舌白腐，肛坠痛，便不爽，不喜食，附子理中汤去甘草加广皮厚朴汤主之。

九窍不和，皆属胃病。胃受寒湿所伤，故肛门坠痛而便不爽；阳明失阖，故不喜食。理中之人参补阳明之正，苍术补太阴而渗湿，姜、附运坤阳以劫寒，盖脾阳转而后湿行，湿行而后胃阳复。去甘草，畏其满中也。加厚朴、广皮，取其行气。合而言之，辛甘为阳，辛苦能通之义也。

✿ 附子理中汤去甘草加厚朴广皮汤方 辛甘兼苦法

生茅术三钱　人参一钱五分　炮干姜一钱五分　厚朴二钱　广皮一钱五分　生附子一钱五分，炮黑

水五杯，煮取八分二杯，分二次服。

【胡希恕按】

　　肛坠痛，便不爽，今之痢疾多有此证。属于湿寒者虽有，属于湿热者亦多。

　　如不详审脉证，虽舌白腐不喜食，不得轻试附子理中汤。至去甘草加厚朴广皮，更属蛇足，不可取法。

五十、寒湿伤脾胃两阳，寒热，不饥，吞酸，形寒，或脘中痞闷，或酒客湿聚，苓姜术桂汤主之。

此兼运脾胃，宣通阳气之轻剂也。

✿ 苓姜术桂汤方 苦辛温法

茯苓块五钱　生姜三钱　炒白术三钱　桂枝三钱

水五杯，煮取八分二杯，分温再服。

【胡希恕按】

　　苓姜术桂汤，乃苓桂术甘汤与苓姜术甘汤合方去甘草，可用为小便不利、呕恶上冲、眩冒等证。今用治胃有停湿可行，但所出证候，不甚合拍，我意宜与小柴胡汤合用较适。

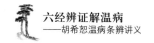
五十一、湿伤脾胃两阳，既吐且利，寒热身痛，或不寒热，但腹中痛，名曰霍乱。寒多，不欲饮水者，理中汤主之。热多，欲饮水者，五苓散主之。吐利汗出，发热恶寒，四肢拘急，手足厥逆，四逆汤主之。吐利止而身痛不休者，宜桂枝汤小和之。

按： 霍乱一证，长夏最多，本于阳虚寒湿凝聚，关系非轻，伤人于顷刻之间。奈时医不读《金匮》，不识病源，不问轻重，一概主以藿香正气散，轻者原有可愈之理，重者死不旋踵；更可笑者，正气散中加黄连、麦冬，大用西瓜治渴欲饮水之霍乱，病者岂堪命乎！瑭见之屡矣，故特采《金匮》原文，备录于此。胃阳不伤不吐，脾阳不伤不泻，邪正不争不痛，营卫不乖不寒热。以不饮水之故，知其为寒多；主以理中汤原文系理中丸，方后自注云：然丸不及汤，盖丸缓而汤速也；且恐丸药不精，故直改从汤，温中散寒。人参、甘草，胃之守药；白术、甘草，脾之守药；干姜能通能守。上下两泄者，故脾胃两守之；且守中有通，通中有守，以守药作通用，以通药作守用。若热欲饮水之证，饮不解渴，而吐泄不止，则主以五苓。邪热须从小便去，膀胱为小肠之下游，小肠，火腑也，五苓通前阴，所以守后阴也。太阳不开，则阳明不阖，开太阳正所以守阳明也。此二汤皆有一举两得之妙。吐利则脾胃之阳虚，汗出则太阳之阳亦虚；发热者，浮阳在外也；恶寒者，实寒在中也；四肢拘急，脾阳不荣四末；手足厥冷，中土虚而厥阴肝木来乘病者四逆，汤善救逆，故名四逆汤。人参、甘草守中阳，干姜、附子通中阳，人参、附子护外阳，干姜、甘草护中阳，中外之阳复回，则群阴退避，而厥回矣。吐利止而身痛不休者，中阳复而表阳不和也，故以桂枝汤温经络而微和之。

理中汤方 甘热微苦法。此方分量以及后加减法悉照《金匮》原文，用者临时斟酌。

人参　甘草　白术　干姜各三两

水八杯，煮取三杯，温服一杯，日三服。

加减法：若脐上筑者，肾气动也，去术，加桂四两。吐多者，去术，加生姜三两。下多者还用术。悸者加茯苓二两。渴欲饮水者，加术足前成四两半。腹中痛者，加人参足前成四两半。寒者，加干姜足前成四两半。腹满者，去术加附子一枚。服汤后，如食顷，饮热粥一升许，微自汗，勿令揭衣被。

五苓散方（见前）

加减法：腹满者，加厚朴、广皮各一两。渴甚，面赤，脉大紧而急，扇扇不知凉，饮冰不知冷，腹痛甚，时时躁烦者，格阳也，加干姜一两五钱。此条非仲景原文，余治验也。

百沸汤和，每服五钱，日三服。

四逆汤方 辛甘热法，分量临时斟酌。

灸甘草二两　干姜一两半　生附子一枚，去皮　加人参一两

水五茶碗，煮取二碗，分二次服。

按： 原方无人参，此独加人参者，前条寒多不饮水，较厥逆尚轻，仲景已用人参；此条诸阳欲脱，中虚更急，不用人参，何以固内。柯韵伯《伤寒注》云：仲景凡治虚证，以里为重，协热下利，脉微弱者，便用人参；汗后身痛，脉沉迟者，便加人参。此脉迟而利清谷，且不烦不咳，中气大虚，元气已脱，但温不补，何以救逆乎！观茯苓四逆之烦躁，且以人参；况通脉四逆，岂得无参。是必有脱落耳，备录于此存参。

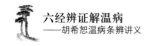
【胡希恕按】

本条所述出之《伤寒论》，可参看。

五十二、霍乱兼转筋者，五苓散加防己桂枝薏仁主之；寒甚脉紧者，再加附子。

肝藏血，主筋，筋为寒湿搏急而转，故于五苓和霍乱之中，加桂枝温筋，防己急驱下焦血分之寒湿，薏仁主湿痹脚气，扶土抑木，治筋急拘挛。甚寒，脉紧，则非纯阳之附子不可。

五苓散加防己桂枝薏仁方

即于前五苓散内，加防己一两，桂枝一两半，足前成二两，薏仁二两。寒甚者，加附子大者一枚。杵为细末，每服五钱，百沸汤和，日三，剧者日三夜一，得卧则勿令服。

【胡希恕按】

霍乱转筋，有寒有热，宜就脉证而以适方治之。五苓散加味法，不可视为特效方。

五十三、卒中寒湿，内夹秽浊，眩冒欲绝，腹中绞痛，脉沉紧而迟，甚则伏，欲吐不得吐，欲利不得利，甚则转筋，四肢欲厥，俗名发痧，又名干霍乱，转筋者，俗名转筋火，古方书不载_{不载者，不载上三条之俗名耳；若是证，当于《金匮》腹满、}腹痛、心痛、寒疝、诸条参看自得，蜀椒救中汤主之，九痛丸亦可服；语乱者，先服至宝丹，再与汤药。

按：此证夏日湿蒸之时最多，故因霍乱而类记于此。中阳本虚，内停寒湿，又为蒸腾秽浊之气所干，由口鼻而直行中道，以致腹中阳气受逼，所以相争而为绞痛；胃阳不转，虽欲吐而不得；脾阳困闭，虽欲利而不能，其或经络亦受寒湿，则筋如转索，而后者向前矣；中阳虚而肝木来乘，则厥。俗名发痧者何？盖以此证病来迅速，或不及延医，或医亦不识，相传以钱或用瓷碗口，蘸姜汤或麻油，刮其关节，刮则其血皆分，住则复合，数数分合，动则生阳，关节通而气得转，往往有随手而愈者，刮处必现血点，红紫如沙，故名痧也。但刮后须十二时不饮水，方不再发。不然则留邪在络，稍受寒、发怒，则举发矣。以其欲吐不吐，欲利不利而腹痛，故又名干霍乱。其转筋名转筋火者，以常发于夏月，夏月火令，又病迅速如火也，其实乃伏阴与湿相搏之故。以大建中之蜀椒，急驱阴浊下行；干姜温中；去人参、胶饴者，畏其满而守也，加厚朴以泻湿中浊气，槟榔以散结气，直达下焦，广皮通行十二经之气，改名救中汤，急驱浊阴，所以救中焦之真阳也。九痛丸一面扶正，一面祛邪，其祛邪之功最迅，故亦可服。再按前吐泻之霍乱，有阴阳二证，干霍乱则纯有阴而无阳，所谓天地不通，闭塞而成冬，有若否卦之义。若语言乱者，邪干心包，故先以至宝丹驱包络之邪也。

救中汤方苦辛通法

蜀椒三钱，炒出汗　淡干姜四钱　厚朴三钱　槟榔二钱　广皮二钱水五杯，煮取二杯，分二次服。兼转筋者，加桂枝三钱、防己五钱、薏仁三钱。厥者加附子二钱。

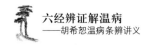 **九痛丸方** 治九种心痛，苦辛甘热法

附子三两　生野狼牙一两　人参一两　干姜一两　吴茱萸一两　巴豆一两，去皮心，熬碾如膏

蜜丸梧子大，酒下，强人初服三丸，日三服，弱者二丸。

兼治卒中恶，腹胀痛，口不能言；又治连年积冷，流注心胸痛，并冷冲上气，落马、坠车、血病等证皆主之。忌口如常法。

方论：《内经》有五脏胃腑心痛，并痰、虫、食积，即为九痛也。心痛之因，非风即寒，故以干姜、附子祛寒壮阳，吴茱萸能降肝脏浊阴下行，生野狼牙善驱浮风，以巴豆驱逐痰、虫、陈滞之积，人参养正祛邪，因其药品气血皆入，补泻攻伐皆备，故治中恶腹胀痛等证。

附录《外台》走马汤：治中恶、心痛、腹胀、大便不通，苦辛热法。沈目南注云：中恶之证，俗谓绞肠乌痧，即秽臭恶毒之气，直从口鼻入于心胸肠胃脏腑，壅塞正气不行，故心痛腹胀，大便不通，是为实证。非似六淫侵入而有表里清浊之分。故用巴豆极热大毒峻猛之剂，急攻其邪，佐杏仁以利肺与大肠之气，使邪从后阴一扫尽除，则病得愈。若缓须臾，正气不通，营卫阴阳机息则死，是取通则不痛之义也。

巴豆二枚，去心皮，熬　杏仁二枚

上二味，以绵缠，槌令碎，热汤二合，捻取白汁饮之，当下。老小强弱量之。通治飞尸鬼击病。

按：《医方集解》中，治霍乱用阴阳水一法，有协和阴阳，使不相争之义。又治干霍乱用盐汤探吐一法，盖闭塞至极之证，除针灸

之外，莫如吐法通阳最速。夫呕，厥阴气也，寒痛，太阳寒水气也，否，冬象也，冬令太阳寒水，得厥阴气至，风能上升，则一阳开泄，万象皆有生机矣。至针法，治病最速，取祸亦不缓，当于《甲乙经》中求之，非善针者，不可令针也。

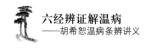
湿　温_{疟、痢、疸、痹附}

五十四、湿热上焦未清，里虚内陷，神识如蒙，舌滑，脉缓，人参泻心汤加白芍主之。

湿在上焦，若中阳不虚者，必始终在上焦，断不内陷；或因中阳本虚，或因误伤于药，其势必致内陷。湿之中人也，首如裹，目如蒙，热能令人昏，故神识如蒙，此与热邪直入包络谵语神昏有间。里虚故用人参以护里阳，白芍以护真阴；湿陷于里，故用干姜、枳实之辛通；湿中兼热，故用黄芩、黄连之苦降。此邪已内陷，其势不能还表，法用通降，从里治也。

人参泻心汤方苦辛寒兼甘法

人参二钱　干姜二钱　黄连一钱五分　黄芩一钱五分　枳实一钱　生白芍二钱

水五杯，煮取二杯，分二次服，渣再煮一杯服。

【胡希恕按】

人参泻心汤乃合干姜黄芩黄连人参汤与枳实芍药散而成之方，故治心下痞硬、烦满、腹痛、呕吐、下利者为最适。

今以湿热上焦未清、里虚内陷、神识如蒙等抽象语，而用本方不妥。

五十五、湿热受自口鼻，由募原直走中道，不饥不食，机窍不灵，三香汤主之。

此邪从上焦来，还使上焦去法也。

🔹 **三香汤方** 微苦微辛微寒兼芳香法

瓜蒌皮三钱　桔梗三钱　黑山栀二钱　枳壳二钱　郁金二钱　香豉二钱
降香末三钱

水五杯，煮取二杯，分二次温服。

方论：按此证由上焦而来，其机尚浅，故用蒌皮、桔梗、枳壳微苦微辛开上，山栀轻浮微苦清热，香豉、郁金、降香化中上之秽浊而开郁。上条以下焦为邪之出路，故用重；此条以上焦为邪之出路，故用轻；以下三焦均受者，则用分消。彼此互参，可以知叶氏之因证制方，心灵手巧处矣！惜散见于案中而人多不察，兹特为拈出，以概其余。

【胡希恕按】

湿热受自口鼻，由膜原直走中道，乃是臆测语；不饥不食，机窍不灵，亦是抽象语。

三香汤主之，究竟主何证候？令人无从学法。

兹就方药论之，当为胸胁满闷、心中懊侬而烦、痰涎壅盛者。

五十六、吸受秽湿，三焦分布，热蒸头胀，身痛呕逆，

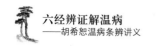

小便不通，神识昏迷，舌白，渴不多饮，先宜芳香通神利窍，安宫牛黄丸；续用淡渗分消浊湿，茯苓皮汤。

按：此证表里经络脏腑三焦，俱为湿热所困，最畏内闭外脱，故急以牛黄丸宣窍清热而护神明。但牛黄丸不能利湿分消，故继以茯苓皮汤。

安宫牛黄丸方法见前

茯苓皮汤淡渗兼微辛微凉法

茯苓皮五钱　生薏仁五钱　猪苓三钱　大腹皮三钱　白通草三钱　淡竹叶二钱

水八杯，煮取三杯，分三次服。

【胡希恕按】

本条证（治）先用牛黄丸，继用茯苓皮汤，不如二药同时用为佳。

但此证有小柴胡加石膏或更加大黄汤与五苓散合用的机会为多。

五十七、阳明湿温，气壅为哕者，新制橘皮竹茹汤主之。

按：《金匮》橘皮竹茹汤，乃胃虚受邪之治，今治湿热壅遏胃气致哕，不宜用参甘峻补，故改用柿蒂。按柿成于秋，得阳明燥金之主气，且其形多方，他果未之有也，故治肺胃之病有独胜肺之脏象属金，胃之气运属金。柿蒂乃柿之归束处，凡花皆散，凡子皆降，凡降先收，从生而散而收而降，皆一蒂为之也，治逆呃之能事毕矣。再按草木一身，芦与蒂为升降之门户，载生气上升也，芦也；受阴精归藏者，蒂也。格物者，不可不于此会心焉。

橘皮三钱　竹茹三钱　柿蒂七枚　姜汁三茶匙，冲

水五杯，煮取二杯，分二次温服；不知，再作服。有痰火者，加竹沥、瓜蒌霜。有瘀血者，加桃仁。

【胡希恕按】

新制橘皮竹茹汤，即金匮橘皮竹茹汤去大枣加柿蒂之变制，用治气逆为哕甚是。

五十八、三焦湿郁，升降失司，脘连腹胀，大便不爽，一加减正气散主之。

再按：此条与上第五十六条同为三焦受邪，彼以分消开窍为急务，此以升降中焦为定法，各因见证之不同也。

一加减正气散方

藿香梗二钱　厚朴二钱　杏仁二钱　茯苓皮二钱　广皮一钱　神曲一钱五分　麦芽一钱五分　绵茵陈二钱　大腹皮一钱

水五杯，煮二杯，再服。

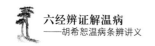

方论：正气散本苦辛温兼甘法，今加减之，乃苦辛微寒法也。去原方之紫苏、白芷，无须发表也。去甘、桔，此证以中焦为扼要，不必提上焦也。只以藿香化浊，厚朴、广皮、茯苓、大腹泻湿满，加杏仁利肺与大肠之气，神曲、麦芽升降脾胃之气，茵陈宣湿郁而动生发之气，藿香但用梗，取其走中不走外也。茯苓但用皮，以诸皮皆凉，泻湿热独胜也。

【胡希恕按】

脘连腹胀，大便不爽，气郁湿阻多有此证，切不可误为里实而下之。

惟述证不备，无从知是湿郁三焦而用本方。尤其是用药芜杂，反不如半夏厚朴汤依证加味为妥。

五十九、湿郁三焦，脘闷，便溏，身痛，舌白，脉象模糊，二加减正气散主之。

上条中焦病重，故以升降中焦为要。此条脘闷便溏，中焦证也，身痛舌白，脉象模糊，则经络证矣，故加防己急走经络中湿郁；以便溏不比大便不爽，故加通草、薏仁，利小便所以实大便也；大豆黄卷从湿热蒸变而成，能化蕴酿之湿热，而蒸变脾胃之气也。

二加减正气散 苦辛淡法

藿香梗三钱　广皮二钱　厚朴二钱　茯苓皮三钱　木防己三钱　大豆黄卷二钱　川通草一钱五分　薏苡仁三钱

水八杯，煮三杯，三次服。

【胡希恕按】

本条所述，亦湿郁在里。经见之证，大便溏更是水谷不别之象。二加减正气散为解郁行湿之治虽可，但不如半夏厚朴汤与五苓散合方为正。

六十、秽湿着里，舌黄脘闷，气机不宣，久则酿热，三加减正气散主之。

前两法，一以升降为主，一以急宣经隧为主；此则以舌黄之故，预知其内已伏热，久必化热，而身亦热矣，故加杏仁利肺气，气化则湿热俱化，滑石辛淡而凉，清湿中之热，合藿香所以宣气机之不宣也。

三加减正气散方苦辛寒法

藿香三钱，连梗叶　茯苓皮三钱　厚朴二钱　广皮一钱五分　杏仁三钱　滑石五钱

水五杯，煮二杯，再服。

【胡希恕按】

舌黄脘闷，虽余证不备，可知为湿热郁结之证。藿香芳燥，何得再用？三加减正气散，反不如小柴胡加石膏汤的应用机会较多。

六十一、秽湿着里，邪阻气分，舌白滑，脉右缓，四加减正气散主之。

以右脉见缓之故，知气分之湿阻，故加草果、楂肉、神曲，急运坤阳。使足太阴之地气不上蒸手太阴之天气也。

🪷 四加减正气散方 苦辛温法

藿香梗三钱　厚朴二钱　茯苓三钱　广皮一钱五分　草果一钱　楂肉炒，五钱　神曲二钱

水五杯，煮二杯，渣再煮一杯，三次服。

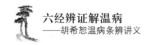
【胡希恕按】

舌白滑、脉缓，为多湿少热之候，治当于寒湿门中求之。谓为秽湿着里，邪阻气分，治以四加减正气散，亦是臆测无凭说法。

六十二、秽湿着里，脘闷便泄，五加减正气散主之。

秽湿而致脘闷，故用正气散之香开；便泄而知脾胃俱伤，故加大腹运脾气，谷芽升胃气也。以上二条，应入前寒湿类中，以同为加减正气散法，欲观者知化裁古方之妙，故列于此。

🪷 五加减正气散 苦辛温法

藿香梗二钱　广皮一钱五分　茯苓块三钱　厚朴二钱　大腹皮一钱五分　谷芽一钱　苍术二钱

水五杯，煮二杯，日再服。

　　按：今人以藿香正气散统治四时感冒，试问四时止一气行令乎？抑各司一气，且有兼气乎？况受病之身躯脏腑，又各有不等乎？历观前五法均用正气散，而加法各有不同，亦可知用药非丝丝入扣不能中病，彼泛论四时不正之气，与统治一切诸病之方，皆未望见轩岐之堂室者也，乌可云医乎！

【胡希恕按】

　　脘闷便泄，乃胃虚停湿不化、水走大肠之证，以五加减正气散健胃利尿虽可行，但不如生姜半夏人参汤（编者按：厚朴生姜半夏甘草人参汤）合四君子汤为妥。

　　六十三、脉缓，身痛，舌淡黄而滑，渴不多饮，或竟不渴，汗出热解，继而复热，内不能运水谷之湿，外复感时令之湿，发表攻里，两不可施，误认伤寒，必转坏证，徒清热则湿不退，徒祛湿则热愈炽，黄芩滑石汤主之。

　　脉缓身痛，有似中风，但不浮，舌滑，不渴饮，则非中风矣。若系中风，汗出则身痛解而热不作矣；今继而复热者，乃湿热相蒸之汗，湿属阴邪，其气留连，不能因汗而退，故继而复热。内不能运水谷之湿，脾胃困于湿也；外复受时令之湿，经络亦困于湿矣。倘以伤寒发表攻里之法施之，发表则诛伐无过之表，阳伤而成痉；攻里则脾胃之阳伤，而成洞泄寒中，故必转坏证也。湿热两伤，不可偏治，故以黄芩、滑石、茯苓皮清湿中之热，蔻仁、猪苓宣湿邪之正，再加腹皮、通草，共成宣气利小便之功，气化则湿化，小便利则火腑通而热自清矣。

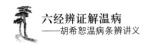 **黄芩滑石汤方**苦辛寒法

黄芩三钱　　滑石三钱　　茯苓皮三钱　　大腹皮二钱　　白蔻仁一钱　　通草一钱

猪苓三钱

水六杯，煮取二杯，渣再煮一杯，分温三服。

【胡希恕按】

本条所述为湿停于里而致表热不解之证。随证逐湿下行，则热自可解。审有里热，用黄芩滑石汤为湿热兼治为是。

六十四、阳明湿温，呕而不渴者，小半夏加茯苓汤主之；呕甚而痞者，半夏泻心汤去人参、干姜、大枣、甘草加枳实、生姜主之。

呕而不渴者，饮多热少也，故主以小半夏加茯苓，逐其饮而呕自止。呕而兼痞，热邪内陷，与饮相搏，有固结不通之患，故以半夏泻心去参、姜、甘、枣之补中，加枳实、生姜之宣胃也。

小半夏加茯苓汤

半夏六钱　　茯苓六钱　　生姜四钱

水五杯，煮取二杯，分二次服。

半夏泻心汤去人参干姜甘草大枣加枳实生姜方

半夏六钱　黄连二钱　黄芩三钱　枳实三钱　生姜三钱

水八杯，煮取三杯，分三次服，虚者复纳人参、大枣。

【胡希恕按】

呕而不渴，小半夏加茯苓汤主之是也。但不得谓为阳明湿温。

呕而痞者，亦以半夏泻心汤为是，其去及加味不可从。

六十五、湿聚热蒸，蕴于经络，寒战热炽，骨骱烦疼，舌色灰滞，面目痿黄，病名湿痹，宣痹汤主之。

经谓：风寒湿三者合而为痹。《金匮》谓：经热则痹。盖《金匮》诚补《内经》之不足。痹之因于寒者固多，痹之兼乎热者，亦复不少，合参二经原文，细验于临证之时，自有权衡。本论因载湿温而类及热痹，见湿温门中，原有痹证，不及备载痹证之全，学人欲求全豹，当于《内经》《金匮》、喻氏、叶氏以及宋元诸名家合而参之自得。大抵不越寒热两条、虚实异治。寒痹势重而治反易，热痹势缓而治反难，实者单病躯壳易治，虚者兼病脏腑，夹痰饮腹满等证，则难治矣，犹之伤寒两感也。此条以舌灰目黄，知其为湿中生热；寒战热炽，知其在经络；骨骱疼痛，知其为痹证。若泛用治湿之药，而不知循经入络，则罔效矣。故以防己急走经络之湿，杏仁开肺气之先，连翘清气分之湿热，赤豆清血分之湿热，滑石利窍而清热中之湿，山栀

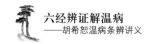

肃肺而泻湿中之热，薏苡淡渗而主挛痹，半夏辛平而主寒热，蚕砂化浊道中清气，痛甚加片子姜黄、海桐皮者，所以宣络而止痛也。

宣痹汤方苦辛通法

防己五钱　杏仁五钱　滑石五钱　连翘三钱　山栀三钱　薏苡五钱　半夏三钱，醋炒　晚蚕砂三钱　赤小豆皮三钱。赤小豆乃五谷中之赤小豆，味酸肉赤，凉水浸取皮用，非药肆中之赤小豆。药肆中之赤小豆乃广中野豆，赤皮蒂黑肉黄，不入药者也。

水八杯，煮取三杯，分温三服。痛甚加片子姜黄二钱，海桐皮三钱。

【胡希恕按】

此证有宜麻黄连翘赤小豆汤之机会，寒热烦疼，面目姜黄，明系热郁难宣、欲作黄疸之象，正宜解表利尿以除郁热。

《金匮要略》曰"太阳病，关节疼痛而烦，脉沉而细者，此名中湿，亦名湿痹。湿痹之候，小便不利，大便反快，但当利其小便则治"，而本条述证与此不合，学者互参自明。

六十六、湿郁经脉，身热身痛，汗多自利，胸腹白疹，内外合邪，纯辛走表，纯苦清热，皆在所忌，辛凉淡法，薏苡竹叶散主之。

上条但痹在经脉，此则脏腑亦有邪矣，故又立一法。汗多则表阳开，身痛则表邪郁，表阳开而不解表邪，其为风湿无疑，盖汗之解者，寒邪也，风为阳邪，尚不能以汗解，况湿为重浊之阴邪，故虽有汗不解也。学人于有汗不解之证，当识其非风则湿，或为风湿相搏也。自利者，小便必短，白疹者，风湿郁于孙络毛窍。此湿停热郁之证，故主以辛凉解肌表之热，辛淡渗在里之湿，俾表邪从气化而散。里邪从小便而驱，双解表里之妙法也，与下条互斟自明。

薏苡竹叶散方 辛凉淡法，亦轻以去实法

薏苡五钱　竹叶三钱　飞滑石五钱　白蔻仁一钱五分　连翘三钱　茯苓块五钱　白通草一钱五分

共为细末，每服五钱，日三服。

【胡希恕按】

湿停热郁，虽汗多则身热身痛不去；自利，白疹，湿邪充滞表里。

不逐湿而讲解表清热，均属非治。薏苡竹叶散清解利湿，当属可行。

六十七、风暑寒湿，杂感混淆，气不主宣，咳嗽头胀，不饥，舌白，肢体若废，杏仁薏苡汤主之。

杂感混淆，病非一端，乃以"气不主宣"四字为扼要。故以宣气之药为君。既兼雨湿中寒邪，自当变辛凉为辛温。此条应入寒湿类中，列于此者，以其为上条之对待也。

杏仁薏苡汤 苦辛温法

杏仁三钱　薏苡三钱　桂枝五分　生姜七分　厚朴一钱　半夏一钱五分　防

己一钱五分　　白蒺藜二钱

水五杯，煮三杯，渣再煮一杯，分温三服。

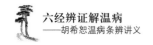

【胡希恕按】

气不主宣，亦太抽象语。肢体若废，或即手足痹证，合咳嗽头胀、不饥、舌白等症观之，当属湿伴冲气、咳而胸满、其人遂痹一类病。

然此当用苓甘五味加姜辛半夏杏仁汤，杏仁薏苡汤虽属类似方，然芜杂不足取。

六十八、暑湿痹者，加减木防己汤主之

此治痹之祖方也。风胜则引，引者吊痛掣痛之类，或上或下，四肢游走作痛，经谓行痹是也加桂枝、桑叶。湿胜则肿，肿者土曰敦阜。加滑石、萆薢、苍术。寒胜则痛，痛者加防己、桂枝、姜黄、海桐皮。面赤口涎自出者《灵枢》谓：胃热则廉泉开。重加石膏、知母。绝无汗者，加羌活、苍术，汗多者加黄芪、炙甘草。兼痰饮者，加半夏、厚朴、广皮。因不能备载全文，故以祖方加减如此，聊示门径而已。

🌿 **加减木防己汤**辛温辛凉复法

防己六钱　　桂枝三钱　　石膏六钱　　杏仁四钱　　滑石四钱　　白通草二钱　　薏仁三钱

水八杯，煮取三杯，分温三服。见小效不即退者，加重服，日三夜一。

【胡希恕按】

　　湿痹但当利小便，《金匮要略》原有明示。此出加减木防己汤及随证加减法，亦可作参考。但应就全面证候而求适方，不得以此为定法。

六十九、湿热不解，久酿成疸，古有成法，不及备载，聊列数则，以备规矩。下疟痢等证仿此。

　　本论之作，原补前人之未备，已有成法可循者，安能尽录。因横列四时杂感，不能不列湿温，连类而及，又不能不列黄疸、疟、痢，不过略标法则而已。按湿温门中，其证最多，其方最夥；盖土居中位，秽浊所归，四方皆至，悉可兼证，故错综参伍，无穷极也。即以黄疸一证而言，《金匮》有辨证三十五条，出治一十二方，先审黄之必发不发，在于小便之利与不利；疸之易治难治，在于口之渴与不渴；再察瘀热入胃之因，或因外并，或因内发，或因食谷，或固醑酒，或因劳色，有随经蓄血，入水黄汗；上盛者一身尽热，下郁者小便为难；又有表虚里虚，热除作哕，火劫致黄。知病有不一之因，故治有不紊之法：于是脉弦胁痛，少阳未罢，仍主以和；渴饮水浆，阳明化燥，急当泻热；湿在上，以辛散，以风胜；湿在下，以苦泄，以淡渗；如狂蓄血，势以必攻；汗后溺白，自宜投补；酒客多蕴热，先用清中，加之分利，后必顾其脾阳；女劳有秽浊，始以解毒，继以滑窍，终当峻补真阴；表虚者实卫，里虚者建中；入水火劫，以及治逆变证，各立方论，以为后学津梁。至寒湿在里之治，阳明篇中，惟见一则，不出方论，指人以寒湿中求之。盖脾本畏木而喜风燥，制水而恶寒湿。今阴黄一证，寒湿相搏，譬如卑监之土，须暴风日之阳，纯阴之病，疗以辛热无疑，方虽不出，法已显然。奈丹溪云：不必分五疸，总是如盦酱相似。以为得治黄之扼要，殊不知以之治阳黄，犹嫌其混，以之治阴黄，恶乎可哉！喻嘉言于阴黄一证。竟谓仲景方论亡失，恍若无所循从。惟罗谦甫具有卓识，力辨阴阳，遵仲景寒湿之旨，出茵陈四逆汤之治。塘于阴黄一证，究心有年，悉用罗氏法而化裁之，无不应手取效。间有始即寒湿，从太阳寒水之化，继因其人阳气尚未十分衰败，得燥热药数帖，阳明转燥金之化而为阳证者，即从阳黄例治之。

七十、夏秋疸病，湿热气蒸，外干时令，内蕴水谷，必以宣通气分为要。失治则为肿胀。由黄疸而肿胀者，苦辛淡法，二金汤主之。

此揭疸病之由与治疸之法、失治之变，又因变制方之法也。

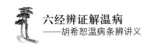 **二金汤方**苦辛淡法

鸡内金五钱　海金沙五钱　厚朴三钱　大腹皮三钱　猪苓三钱　白通草二钱

水八杯，煮取三杯，分三次温服。

【胡希恕按】

　　黄疸而致腹水肿胀，最属恶候。仲景猪膏发煎、《金鉴》载有骆天游之治验，似可从。

　　著者出示二金汤方，不外宽胀消水解热之品，虽亦可备一格，但以再加栀子茵陈等物为佳。

七十一、诸黄疸小便短者，茵陈五苓散主之。

　　沈氏目南云：此黄疸气分实证通治之方也。胃为水谷之海，营卫之源，风入胃家气分，风湿相蒸，是为阳黄；湿热流于膀胱，气郁不化，则小便不利，当用五苓散宣通表里之邪，茵陈开郁而清湿热。

　　茵陈五苓散 五苓散方见前。五苓散系苦辛温法，今茵陈倍五苓，乃苦辛微寒法。

茵陈末十分　　五苓散五分

共为细末，和匀，每服三钱，日三服。

《金匮》方不及备载，当于本书研究，独采此方者，以其为实证通治之方，备外风内湿一则也。

【胡希恕按】

　　诸黄疸小便短者，主以茵陈五苓散，自属稳妥。然为腹满证实，仍宜茵陈蒿汤，或大柴胡汤与茵陈五苓合方为妥。

七十二、黄疸脉沉，中痞恶心，便结溺赤，病属三焦里证，杏仁石膏汤主之。

前条两解表里，此条统治三焦，有一纵一横之义。杏仁、石膏开上焦，姜、半开中焦，枳实则由中驱下矣，山栀通行三焦，黄柏直清下焦。凡通宣三焦之方，皆扼重上焦，以上焦为病之始入，且为气化之先，虽通宣三焦之方，而汤则名杏仁石膏也。

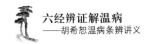 **杏仁石膏汤方** 苦辛寒法

杏仁五钱　　石膏八钱　　半夏五钱　　山栀三钱　　黄柏三钱　　枳实汁每次三茶匙，冲　　姜汁每次三茶匙，冲

水八杯，煮取三杯，分三次服。

【胡希恕按】

中痞恶心，便结溺赤，多是里实之候，亦大柴胡汤与茵陈蒿汤合方的适应证，实无杏仁石膏汤之必要。

七十三、素积劳倦，再感湿温，误用发表，身面俱黄，不饥溺赤，连翘赤豆饮煎送保和丸。

前第七十条，由黄而变他病，此则由他病而变黄，亦遥相对待。证系两感，故方用连翘赤豆饮以解其外，保和丸以和其中，俾湿温、劳倦、治逆，一齐解散矣。保和丸苦温而运脾阳，行在里之湿；陈皮、连翘由中达外，其行湿固然矣。兼治劳倦者何？经云：劳者温之。盖

人身之动作云为，皆赖阳气为之主张，积劳伤阳。劳倦者，困劳而倦也，倦者，四肢倦怠也。脾主四肢，脾阳伤，则四肢倦而无力也。再肺属金而主气，气者，阳也；脾属土而生金，阳气虽分内外，其实特一气之转输耳。劳虽自外而来，外阳既伤，则中阳不能独运，中阳不运，是人之赖食湿以生者，反为食湿所困，脾即困于食湿，安能不失牝马之贞而上承乾健乎！古人善治劳者，前则有仲景，后则有东垣，均从此处得手。奈之何后世医者，但云劳病，辄用补阴，非惑于丹溪一家之说哉！本论原为外感而设，并不及内伤，兹特因两感而略言之。

🌿 **连翘赤豆饮方** 苦辛微寒法

连翘二钱　山栀一钱　通草一钱　赤豆二钱　花粉一钱　香豆豉一钱
煎送保和丸三钱。

🌿 **保和丸方** 苦辛温平法

山楂　神曲　茯苓　陈皮　卜子　连翘　半夏

【胡希恕按】

　　内伤劳倦，误汗（则）自益其虚。但只面目俱黄，不饥溺赤，不足为断。所述治法，亦无从遵循。

七十四、湿甚为热，疟邪痞结心下，舌白口渴。烦躁自利，初身痛，继则心下亦痛，泻心汤主之。

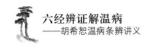
此疟邪结心下气分之方也。

 泻心汤 方法见前

> **【胡希恕按】**
>
> 痞结于上，自利于下，口渴，烦躁，身痛，心下疼，为疟如此，乃三阳俱困之象。
>
> 主以泻心汤似属未妥，应用小柴胡去半夏加瓜蒌根与白虎汤加草果。
>
> 论中略证与脉，专凭理想用药亦非。

七十五、疮家湿疟，忌用发散，苍术白虎汤加草果主之。

《金匮》谓疮家忌汗，发汗则病痉。盖以疮者血脉间病，心主血脉，血脉必虚而热，然后成疮；既成疮以后，疮脓又系血液所化，汗为心液，由血脉而达毛窍，再发汗以伤其心液，不痉何待！故以白虎辛凉重剂，清阳明之热湿，由肺卫而出；加苍术、草果，温散脾中重滞之寒湿，亦由肺卫而出。阳明阳土，清以石膏、知母之辛凉；太阴阴土，温以苍术、草果之苦温；适合其脏腑之宜，矫其一偏之性而已。

苍术白虎汤加草果方 辛凉复苦温法

即前白虎汤内加苍术、草果。

【胡希恕按】

疮家禁汗，乃属至理。

惟所谓疮家湿疟，究作如何证候，而始主以苍术白虎汤加草果，论中略证与脉，专凭理想用药，亦非！

七十六、背寒，胸中痞结，疟来日晏，邪渐入阴，草果知母汤主之。

此素积烦劳，未病先虚，故伏邪不肯解散，正阳馁弱，邪热固结。是以草果温太阴独胜之寒，知母泻阳明独胜之热，厚朴佐草果泻中焦之湿蕴，合姜、半而开痞结，花粉佐知母而生津退热；脾胃兼病，最畏木克，乌梅、黄芩清热而和肝；疟来日晏，邪欲入阴，其所以升之使出者，全赖草果。俗以乌梅、五味等酸敛，是知其一，莫知其他也。酸味兼厥阴之气，居五味之首，与辛味合用，开发阳气最速，观小青龙汤自知。

草果知母汤方 苦辛寒兼酸法

草果一钱五分　知母二钱　半夏三钱　厚朴二钱　黄芩一钱五分　乌梅一钱五分
花粉一钱五分　姜汁五匙，冲

水五杯，煮取二杯，分二次温服。

按：此方即吴又可之达原饮去槟榔，加半夏、乌梅、姜汁。治中焦热结阳陷之证，最为合拍；吴氏乃以治不兼湿邪之温疫初起，其谬甚矣。

再按：前贤制方，与集书者选方，不过示学人知法度，为学人立模范而已，未能预测后来之病证，其变幻若何？其兼证若何？其年岁

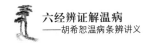

又若何？所谓大匠诲人，能与人规矩，不能使人巧；至于奇巧绝伦之处，不能传，亦不可传，可遇而不可求，可暂而不可常者也。学人当心领神会，先务识其所以然之故，而后增减古方之药品分量，宜重宜轻，宜多宜寡，自有准的，所谓神而明之，存乎其人！

【胡希恕按】

就所论证，主以草果知母汤亦甚平妥，然究不如用柴胡桂姜汤（编者按：即柴胡桂枝干姜汤）的机会为多也。

七十七、疟伤胃阳，气逆不降，热劫胃液，不饥不饱，不食不便，渴不欲饮，味变酸浊，加减人参泻心汤主之。

此虽阳气受伤，阴汁被劫，恰偏于阳伤为多。故救阳立胃基之药四，存阴泻邪热之药二，喻氏所谓变胃而不受胃变之法也。

加减人参泻心汤苦辛温复咸寒法

人参二钱　黄连一钱五分　枳实一钱　干姜一钱五分　生姜二钱　牡蛎二钱

水五杯，煮取二杯，分二次温服。

按：大辛大温，与大苦大寒合方，乃厥阴经之定例。盖别脏之与腑，皆分而为二，或上下，或左右，不过经络贯通，臆膜相连耳；惟肝之与胆，合而为一，胆即居于肝之内，肝动则胆亦动，胆动而肝即随。肝宜温，胆宜凉，仲景乌梅丸、泻心汤，立万世法程矣；于小柴胡，先露其端。此证疟邪扰胃，致命胃气上逆，而亦用此辛温寒苦合法者何？盖胃之为腑，体阳而用阴，本系下降，无上升之理；其呕吐哕痞，有时上逆，升者，胃气，所以使胃气上升者，非胃气也，肝与胆也，故古人以呕为肝病，今人则以为胃病已耳。

【胡希恕按】

据所述证，而用加减人参泻心汤，莫如用甘草泻心汤为妥。

七十八、疟伤胃阴，不饥不饱，不便，潮热，得食则烦热愈加，津液不复者，麦冬麻仁汤主之。

暑湿伤气，疟邪伤阴，故见证如是。此条与上条不饥不饱不便相同。上条以气逆味酸不食辨阳伤，此条以潮热得食则烦热愈加定阴伤也。阴伤既定，复胃阴者莫若甘寒，复酸味者，酸甘化阴也。两条胃病，皆有不便者何？九窍不和，皆属胃病也。

麦冬麻仁汤方 酸甘化阴法

麦冬五钱，连心　火麻仁四钱　生白芍四钱　何首乌三钱　乌梅肉二钱　知母二钱

水八杯，煮取三杯，分三次温服。

【胡希恕按】

疟久伤津，而用麦冬麻仁汤为养阴复胃之治，甚是。此时万不得以潮热而妄用攻下，学者须知所戒。

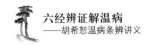

七十九、太阴脾疟，寒起四末，不渴多呕，热聚心胸，黄连白芍汤主之。烦躁甚者，可另服牛黄丸一丸。

脾主四肢，寒起四末而不渴，故知其为脾疟也。热聚心胸而多呕，中土病而肝木来乘，故方以两和肝胃为主。此偏于热甚，故清热之品重，而以芍药收脾阴也。

黄连白芍汤方苦辛寒法

黄连二钱　黄芩二钱　半夏三钱　枳实一钱五分　白芍三钱　姜汁五匙，冲

水八杯，煮取三杯，分三次温服。

【胡希恕按】

邪热充聚胸中而致手足逆冷，乃四逆散之确证。

故本条本证，以四逆散合用半夏泻心汤为妥，实无（用）黄连白芍汤的必要。烦躁甚可更加栀子。亦无另服牛黄丸的必要。

八十、太阴脾疟，脉濡，寒热，疟来日迟。腹微满，四肢不暖，露姜饮主之。

此偏于太阴虚寒，故以甘温补正。其退邪之妙，全在用露，清肃能清邪热，甘润不伤正阴，又得气化之妙谛。

露姜饮方 甘温复甘凉法

人参一钱　生姜一钱

水两杯半，煮成一杯，露一宿，重汤温服。

【胡希恕按】

露姜饮内参姜二味分量极轻，用为疟后调理脾胃未为不可。

假于疟邪犹盛、脾胃为虚时，似此轻剂，恐不足以当之。

八十一、太阴脾疟，脉弦而缓，寒战，甚则呕吐、噫气，腹鸣溏泄，苦辛寒法不中与也；苦辛温法，加味露姜饮主之。

上条纯是太阴虚寒，此条邪气更甚，脉兼弦，则土中有木矣，故加温燥泄木退邪。

加味露姜饮方 苦辛温法

人参一钱　半夏二钱　草果一钱　生姜二钱　广皮一钱　青皮醋炒，一钱

水二杯半，煮成一杯，滴荷叶露三匙，温服，渣再煮一杯服。

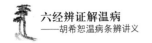**【胡希恕按】**

　　本条证以用生姜泻心汤或甘草泻心汤的机会为多，加味露姜饮不足为法。

八十二、中焦疟，寒热久不止，气虚留邪，补中益气汤主之。

　　留邪以气虚之故，自以升阳益气立法。

补中益气汤方

炙黄芪一钱五分　人参一钱　炙甘草一钱　白术一钱，炒　广皮五分　当归五分　升麻三分，炙　柴胡三分，炙　生姜三片　大枣二枚，去核

水五杯，煮取二杯，渣再煮一杯，分温三服。

【胡希恕按】

　　寒热久不止，未必即是气虚留邪。而补中益气汤，亦莫如小柴胡汤与当归芍药散合方为妥。

八十三、脉左弦，暮热早凉，汗解渴饮，少阳疟偏于热重者，青蒿鳖甲汤主之。

　　少阳切近三阴，立法以一面领邪外出，一面防邪内入为要领。小

柴胡汤以柴胡领邪，以人参、大枣、甘草护正；以柴胡清表热，以黄芩、甘草苦甘清里热：半夏、生姜两和肝胃，蠲内饮，宣胃阳，降胃阴，疏肝，用生姜、大枣调和营卫。使表者不争，里者内安，清者清，补者补，升者升，降者降，平者平，故曰和也。青蒿鳖甲汤用小柴胡法而小变之，却不用小柴胡之药者，小柴胡原为伤寒立方，疟缘于暑湿，其受邪之源，本自不同，故必变通其药味，以同在少阳一经，故不能离其法。青蒿鳖甲汤以青蒿领邪，青蒿较柴胡力软，且芳香逐秽、开络之功则较柴胡有独胜。寒邪伤阳，柴胡汤中之人参、甘草、生姜，皆护阳者也；暑热伤阴，故改用鳖甲护阴，鳖甲乃蠕动之物，且能入阴络搜邪。柴胡汤以胁痛、干呕为饮邪所致，故以姜、半通阳降阴而清饮邪；青蒿鳖甲汤以邪热伤阴，则用知母、花粉以清邪热而止渴，丹皮清少阳血分，桑叶清少阳络中气分。宗古法而变古方者，以邪之偏寒偏热不同也，此叶氏之读古书、善用古方，岂他人之死于句下者所可同日语哉！

青蒿鳖甲汤方 苦辛咸寒法

青蒿三钱　知母二钱　桑叶二钱　鳖甲五钱　丹皮二钱　花粉二钱

水五杯，煮取二杯。疟来前，分二次温服。

【胡希恕按】

脉左弦、暮热早凉、渴饮，乃热干阴分景象，以青蒿鳖甲汤为育阴祛瘀之治原属对证，但与柴胡证何关？

偏说伤寒暑湿不同，乃舍柴胡而用青蒿，未免欺人。

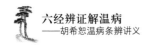
八十四、少阳疟如伤寒证者，小柴胡汤主之。渴甚者，去半夏，加瓜蒌根；脉弦迟者，小柴胡加干姜陈皮汤主之。

少阳疟如伤寒少阳证，乃偏于寒重而热轻，故仍从小柴胡法。若内躁渴甚，则去半夏之燥，加瓜蒌根生津止渴。脉弦迟则寒更重矣，《金匮》谓脉弦迟者，当温之，故于小柴胡汤内，加干姜、陈皮温中，且能由中达外，使中阳得伸，逐邪外出也。

小柴胡汤方 苦辛甘温法

柴胡三钱　黄芩一钱五分　半夏二钱　人参一钱　炙甘草一钱五分　生姜三片　大枣二枚，去核

水五杯，煮取二杯，分二次，温服。加减如《伤寒论》中法。渴甚者，去半夏，加瓜蒌根三钱。

小柴胡加干姜陈皮汤方 苦辛温法

即于小柴胡汤内，加干姜二钱，陈皮二钱。

水八杯，煮取三杯，分三次温服。

八十五、舌白脘闷，寒起四末，渴喜热饮，湿蕴之故，名曰湿疟，厚朴草果汤主之。

此热少湿多之证。舌白脘闷，皆温为之也；寒起四末，湿郁脾阳，脾主四肢，故寒起于此。渴，热也，当喜凉饮，而反喜热饮者，湿为阴邪，弥漫于中，喜热以开之也。故方法以苦辛通降，纯用温开，而不必苦寒也。

厚朴草果汤方 苦辛温法

厚朴—钱五分　杏仁—钱五分　草果—钱　半夏二钱　茯苓块三钱　广皮—钱

水五杯，煮取二杯，分二次，温服。

按：中焦之疟，脾胃正当其冲。偏于热者，胃受之，法则偏于救胃；偏于湿者，脾受之，法则偏于救脾。胃，阳腑也，救胃必用甘寒、苦寒；脾，阴脏也，救脾必用甘温、苦辛。两平者两救之。本论列疟证，寥寥数则，略备大纲，不能偏载。然于此数条反复对勘，彼此互印，再从上焦篇究来路，下焦篇阅归路，其规矩准绳，亦可知其大略矣。

【胡希恕按】

停湿留邪，应视偏寒、偏热为治。

热而湿者，宜祛湿而兼清热；寒而湿者，宜祛湿而兼温中。此法仲景论之极详。

救胃救脾之说，乃后世家言。悬拟病原，大失随证治之之道，反使后之学者迷入岐途。

至厚朴草果汤方，药物平妥，尚可为用。

八十六、湿温内蕴，夹杂饮食停滞，气不得运，血不得行，遂成滞下，俗名痢疾，古称重证，以其深入脏腑也。初起腹痛胀者易治；日久不痛并不胀者难治。脉小弱者易治；脉实大数者难治。老年久衰，实大、小弱并难治；脉调和者易治。日数十行者易治；一二行，或有或无者难治。

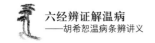
面色便色鲜明者易治；秽暗者难治。噤口痢属实者尚可治；属虚者难治。先滞<small>俗所谓痢疾。</small>后利<small>俗所谓泄泻。</small>者易治；先利后滞者难治。先滞后疟者易治；先疟后滞者难治。本年新受者易治；上年伏暑，酒客积热，老年阳虚积湿者难治。季胁少腹无动气疝瘕者易治，有者难治。

此痢疾之大纲。虽罗列难治易治十数条，总不出邪机向外者易治，深入脏络者难治也。谚云：饿不死的伤寒，撑不死的痢疾。时人解云：凡病伤寒者，当禁其食，令病者饿，则不至与外邪相搏而死也。痢疾日下数十行，下者既多，肠胃空虚，必令病者多食，则不至肠胃尽空而死也。不知此二语，乃古之贤医金针度人处，后人不审病情，不识句读，以致妄解耳。按《内经》热病禁食，在少愈之际，不在受病之初。仲景《伤寒论》中，现有食粥却病之条，但不可食重浊肥腻耳。痢疾、暑湿夹饮食内伤，邪非一端，肠胃均受其殃！古人每云淡薄滋味，如何可以恣食，与邪气团成一片，病久不解耶！吾见痢疾不戒口腹而死者，不可胜数。盖此二语，"饿"字"膜"字，皆自为一句，谓患伤寒之人，尚知饿而思食，是不死之证；其死者，医杀之也。盖伤寒暴发之病，自外而来，若伤卫而未及于营，病人知饿，病机尚浅，医者助胃气、捍外侮则愈，故云不死，若不饿则重矣。仲景谓风病能食，寒病不能食是也。痢疾久伏之邪，由内下注，若脏气有余，不肯容留邪气，彼此互争则膜，邪机向外，医者顺水推舟则愈，故云不死。若脏气已虚，纯逊邪气，则不膜而寇深矣。

【胡希恕按】

痢疾为因多端，湿温实不足以括尽全面。所述难易为治各证，不无参考价值。

八十七、自利不爽，欲作滞下，腹中拘急，小便短者，四苓合芩芍汤主之。

既自利俗谓泄泻矣，理当快利，而又不爽者何？盖湿中藏热，气为湿热郁伤，而不得畅遂其本性，故滞。脏腑之中，全赖此一气之转输，气既滞矣，焉有不欲作滞下之理乎！曰欲作，作而未遂也。拘急，不爽之象，积滞之情状也；小便短者，湿注大肠，阑门小肠之末，大肠之始。不分水，膀胱不渗湿也。故以四苓散分阑门，通膀胱，开支河，使邪不直注大肠；合芩芍法宣气分，清积滞，预夺其滞下之路也。此乃初起之方，久痢阴伤，不可分利，故方后云：久利不在用之。

按： 浙人倪涵初，作疟痢三方，于痢疾条下，先立禁汗、禁分利、禁大下、禁温补之法，是诚见世之妄医者，误汗、误下、误分利、误温补，以致沉疴不起，痛心疾首而有是作也。然一概禁之，未免因噎废食；且其三方，亦何能包括痢门诸证，是安于小成，而不深究大体也。瑭勤求古训，静与心谋，以为可汗则汗，可下则下，可清则清，可补则补，一视其证之所现，而不可先有成见也。至于误之一字，医者时刻留心，犹恐思虑不及，学术不到，岂可谬于见闻而不加察哉！

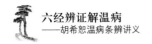 **四苓合芩芍汤方** 苦辛寒法

苍术二钱　猪苓二钱　茯苓二钱　泽泻二钱　白芍二钱　黄芩二钱　广皮一钱五分　厚朴二钱　木香一钱

水五杯，煮取二杯，分二次温服，久痢不在用之。

【胡希恕按】

自利小便少，为水谷不别之候，以本方分利水谷固是。

然如已滞下，必须注意有否热实之象，利尿药不可擅用，须知。

八十八、暑湿风寒杂感，寒热迭作，表证正盛，里证复急，腹不和而滞下者，活人败毒散主之。

此证乃内伤水谷之酿湿，外受时令之风湿，中气本自不足之人，又气为湿伤，内外俱急。立方之法，以人参为君，坐镇中州，为督战之帅；以二活、二胡合川芎从半表半里之际，领邪出外，喻氏所谓逆流挽舟者此也；以枳壳宣中焦之气，茯苓渗中焦之湿，以桔梗开肺与大肠之痹，甘草和合诸药，乃陷者举之之法，不治痢而治致痢之源，痢之初起，憎寒壮热者，非此不可也。若云统治伤寒、温疫、瘴气则不可，凡病各有所因，岂一方之所得而统之也哉！此方在风湿门中，用处甚多，若湿不兼风而兼热者，即不合拍，奚况温热门乎！世医用此方治温病，已非一日，吾只见其害，未见其利也。

✿ **活人败毒散** 辛甘温法

羌活　独活　茯苓　川芎　枳壳　柴胡　人参　前胡　桔梗 以上各
一两　甘草 五钱

共为细末，每服二钱，水一杯，生姜三片，煎至七分，顿服之。
热毒冲胃噤口者，本方加陈仓米各等分，名仓廪散，服法如前，加一
倍，噤口属虚者勿用之。

【胡希恕按】

痢疾初起而表证正盛，用发汗解表剂原属正治。但活人
败毒散药品过杂，实莫如葛根汤为有捷效。

八十九、滞下已成，腹胀痛，加减芩芍汤主之。

此滞下初成之实证，一以疏利肠间湿热为主。

✿ **加减芩芍汤方** 苦辛寒法

白芍 三钱　黄芩 二钱　黄连 一钱五分　厚朴 二钱　木香 一钱，煨　广皮 二钱

水八杯，煮取三杯，分三次温服。忌油腻、生冷。

加减法：肛坠者，加槟榔二钱。腹痛甚欲便，便后痛减，再痛再
便者，白滞加附子一钱五分，酒炒大黄三钱；红滞加肉桂一钱五分，
酒炒大黄三钱，通爽后即止，不可频下。如积未净，当减其制，红积
加归尾一钱五分，红花一钱、桃仁二钱。舌浊脉实有食积者，加楂肉
一钱五分，神曲二钱，枳壳一钱五分。湿重者，目黄舌白不渴，加茵
陈三钱，白通草一钱，滑石一钱。

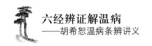

【胡希恕按】

滞下已成腹胀痛者，可随证选用大柴胡汤、桂枝加芍药大黄汤、桃核承气汤等的机会较多，加减芩芍汤的机会反少。

九十、滞下，湿热内蕴，中焦痞结，神识昏乱，泻心汤主之。

滞下由于湿热内蕴，以致中痞，但以泻心治痞结之所由来，而滞自止矣。

 泻心汤方法并见前

【胡希恕按】

滞下，中焦痞结，神识昏乱，此乃实候，现泻心汤证固有，但承气证亦复不少，须知。

九十一、滞下红白，舌色灰黄，渴不多饮，小溲不利，滑石藿香汤主之。

此暑湿内伏，三焦气机阻窒，故不肯见积治积，乃以辛淡渗湿宣气，芳香利窍，治所以致积之因，庶积滞不期愈而自愈矣。

滑石藿香汤方 辛淡合芳香法

飞滑石三钱　　白通草一钱　　猪苓二钱　　茯苓皮三钱　　藿香梗二钱　　厚朴二钱　　白蔻仁一钱　　广皮一钱

水五杯，煮取二杯，分二次服。

【胡希恕按】

滞下红白，舌色灰黄，渴不多饮，小便不利，乃湿热俱盛之候，宜猪苓汤佳。滑石藿香汤香燥之品太多，究宜慎用为妥。

九十二、湿温下利，脱肛，五苓散加寒水石主之。

此急开支河，俾湿去而利自止。

五苓散加寒水石方 辛温淡复寒法

即于五苓散内加寒水石三钱，如服五苓散法，久痢不在用之。

【胡希恕按】

下痢脱肛，偏于湿者，固可用五苓散加寒水石；若偏于热者，宜白头翁汤，须知。

九十三、久痢阳明不阖，人参石脂汤主之。

九窍不和，皆属胃病，久痢胃虚，虚则寒，胃气下溜，故以堵截阳明为法。

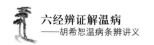 **人参石脂汤方**辛甘温合涩法，即桃花汤之变法也

人参三钱　赤石脂三钱，细末　炮姜二钱　白粳一合，米炒

水五杯，先煮人参、白米、炮姜令浓，得二杯，后调石脂细末和匀，分二次服。

【胡希恕按】

久痢为系脏气不固，用桃花汤主之为是。如更具虚候，再加味人参亦无不可。

九十四、自利腹满，小便清长，脉濡而小，病在太阴，法当温脏，勿事通腑，加减附子理中汤主之。

此偏于湿合脏阴无热之证，故以附子理中汤，去甘守之人参、甘草，加通运之茯苓、厚朴。

加减附子理中汤方苦辛温法

白术三钱　附子二钱　干姜二钱　茯苓三钱　厚朴二钱

水五杯，煮取二杯，分二次温服。

【胡希恕按】

　　本条述证，不外太阴下利一类，随证用附子理中辈颇是。

九十五、自利不渴者属太阴，甚则哕_{俗名呃忒}，冲气逆，急救土败，附子粳米汤主之。

　　此条较上条更危，上条阴湿与脏阴相合，而脏之真阳未败。此则脏阳结而邪阴与脏阴毫无忌惮，故上条犹系通补，此则纯用守补矣。扶阳抑阴之大法如此。

附子粳米汤方苦辛热法

人参三钱　　附子二钱　灵甘草二钱　粳米一合　　干姜二钱

水五杯，煮取二杯，渣再煮一杯，分三次温服。

【胡希恕按】

　　自利不渴而哕，乃胃肠俱虚、水气为患之征，扶阳抑阴，自属切当。

　　附子粳米汤为治腹中寒气、雷鸣切痛、胸胁逆满呕吐之良方，今去半夏、大枣，而易人参、干姜，以治此证本无不是。但仍名附子粳米汤，究属乱法。

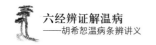

九十六、疟邪热气，内陷变痢，久延时日，脾胃气衰，面浮腹膨，里急肛坠，中虚伏邪，加减小柴胡汤主之。

疟邪在经者多，较之痢邪在脏腑者浅，痢则深于疟矣。内陷云者，由浅入深也。治之之法，不出喻氏逆流挽舟之议，盖陷而入者，仍提而使之出也。故以柴胡由下而上，入深出浅，合黄芩两和阴阳之邪，以人参合谷芽宣补胃阳，丹皮、归、芍内护三阴，谷芽推气分之滞，山楂推血分之滞。谷芽升气分故推谷滞；山楂降血分，故推肉滞也。

加减小柴胡汤 苦辛温法

柴胡三钱　黄芩二钱　人参一钱　丹皮一钱　白芍二钱，炒　当归一钱五分，土炒　谷芽一钱五分　山楂一钱五分，炒

水八杯，煮取三杯，分三次温服。

【胡希恕按】

本条述证，以小柴胡加减方为主治可，仍宜随证处之。

但面浮腹膨、里急肛坠，不足为本方应用之标的。

九十七、春温内陷下痢，最易厥脱，加减黄连阿胶汤主之。

春温内陷，其为热多湿少明矣。热必伤阴，故立法以救阴为主。救阴之法，岂能出育阴、坚阴两法外哉！此黄连之坚阴，阿胶之育

阴，所以合而名汤也。从黄连者黄芩，从阿胶者生地、白芍也，炙草则统甘苦而并和之。此下三条，应列下焦，以与诸内陷并观，故列于此。

加减黄连阿胶汤 甘寒苦寒合化阴气法

黄连三钱　阿胶三钱　黄芩二钱　炒生地四钱　生白芍五钱　炙甘草一钱五分

水八杯，煮取三杯，分三次温服。

【胡希恕按】

加减黄连阿胶汤，乃原方去卵黄加味生地与甘草，热盛津虚之下痢用之可治。然究宜于阳证，若有厥脱之候者，此方不得妄投。

九十八、气虚下陷，门户不藏，加减补中益气汤主之。

此邪少虚多，偏于气分之证，故以升补为主。

加减补中益气汤 甘温法

人参二钱　黄芪二钱　广皮一钱　炙甘草一钱　归身二钱　炒白芍三钱防风五分　升麻三分

水八杯，煮取三杯，分三次温服。

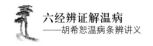

【胡希恕按】

　　邪微脏虚之下痢，间亦有之，补中益气亦是治法。但加减补中益气汤，不如归芪建中汤更有良效。

九十九、内虚下陷，热利下重，腹痛，脉左小右大，加味白头翁汤主之。

　　此内虚湿热下陷，将成滞下之方。仲景厥阴篇谓：热利下重者，白头翁汤主之。按热注下焦，设不瘥，必圊脓血；脉右大者，邪从上中而来；左小者，下焦受邪，坚结不散之象。故以白头翁无风而摇者，禀甲乙之气，透发下陷之邪，使之上出。又能有风而静，禀庚辛之气，清能除热，燥能除湿，湿热之积滞去而腹痛自止。秦皮得水木相生之气，色碧而气味苦寒，所以能清肝热。黄连得少阴水精，能清肠澼之热，黄柏得水土之精，渗湿而清热。加黄芩、白芍者，内陷之证，由上而中而下，且右手脉大，上中尚有余邪，故以黄芩清肠胃之热，兼清肌表之热；黄连、黄柏但走中下，黄芩则走中上。盖黄芩手足阳明、手太阴药也；白芍去恶血，生新血，且能调血中之气也。按仲景太阳篇有表证未罢，误下而成协热下利之证，心下痞硬之寒证，则用桂枝人参汤；脉促之热证，则用葛根黄连黄芩汤，与此不同。

加味白头翁汤苦寒法

　　白头翁三钱　秦皮二钱　黄连二钱　黄柏二钱　白芍二钱　黄芩三钱

　　水八杯，煮取三杯，分三次服。

秋 燥

一〇〇、燥伤胃阴，五汁饮主之，玉竹麦门冬汤亦主之。

五汁饮方法并见前

玉竹麦门冬汤甘寒法

玉竹三钱　麦冬三钱　沙参二钱　生甘草一钱

水五杯，煮取二杯，分二次服。土虚者，加生扁豆。气虚者，加人参。

【胡希恕按】

五汁饮与玉竹麦门冬汤，虽均为润燥滋阴剂，但凡是燥伤胃阴，不问证候用之，大是非法。

一〇一、胃液干燥，外感已净者，牛乳饮主之。

此以津血填津血法也。

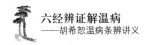 **牛乳饮**甘寒法

牛乳一杯

重汤炖熟，顿服之，甚者日再服。

【胡希恕按】

　　牛乳为营养佳品，病后用为调整故善，但方剂中此物不足持为特效药。

一〇二、燥证气血两燔者，玉女煎主之。

玉女煎方见上焦篇

【卷 三】 下焦篇

法七十八条，方六十四首，共
二百三十八法，一百九十八方

风温、温热、温疫、温毒、冬温

一、风温、温热、温疫、温毒、冬温，邪在阳明久羁，或已下，或未下，身热面赤，口干舌燥，甚则齿黑唇裂，脉沉实者，仍可下之；脉虚大，手足心热甚于手足背者，加减复脉汤主之。

温邪久羁中焦，阳明阳土，未有不克少阴癸水者，或已下而阴伤，或未下而阴竭。若实证居多，正气未至溃败，脉来沉实有力，尚可假手于一下，即《伤寒论》中急下以存津液之谓。若中无结粪，邪热少而虚热多，其人脉必虚，手足心主里，其热必甚于手足背之主表也。若再下其热，是竭其津而速之死也。故以复脉汤复其津液，阴复则阳留，庶可不至于死也。去参、桂、姜、枣之补阳，加白芍收三阴之阴，故云加减复脉汤。在仲景当日，治伤于寒者之结代，自有取于参、桂、姜、枣，复脉中之阳；今治伤于温者之阳亢阴竭，不得再补其阳也。用古法而不拘用古方，医者之化裁也。

【胡希恕按】

　　热盛伤津与津虚致热，因实因虚，最须力辨。
　　加减复脉汤，用于虚热证可。

二、温病误表，津液被劫，心中震震，舌强神昏，宜复脉法复其津液，舌上津回则生，汗自出，中无所主者，救逆汤主之。

误表动阳，心气伤则心震，心液伤则舌蹇，故宜复脉复其津液也。若伤之太甚，阴阳有脱离之象，复脉亦不胜任，则非救逆不可。

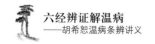

【胡希恕按】

温病伤津最速，误用辛温逼取大汗，而致津虚心悸，宜复脉法复其津液，乃妥当处治。

此与上冲之心悸不同，桂苓辈切勿尝试，学者须记。

三、温病耳聋，病系少阴，与柴胡汤者必死，六七日以后，宜复脉辈复其精。

温病无三阳经证，却有阳明腑证_{中焦篇已申明腑证之由矣}、三阴脏证。盖脏者，藏也，藏精者也。温病最善伤精，三阴实当其冲。如阳明结则脾阴伤而不行，脾胃脏腑切近相连，夫累及妻，理固然也，有急下以存津液一法。土实则水虚，浸假而累及少阴矣，耳聋、不卧等证是也。水虚则木强，浸假而累及厥阴矣，目闭、痉厥等证是也。此由上及下，由阳入阴之道路，学人不可不知。按温病耳聋，《灵》《素》称其必死，岂少阳耳聋，竟至于死耶？经谓：肾开窍于耳，脱精者耳聋。盖初则阳火上闭，阴精不得上承，清窍不通，继则阳亢阴竭，若再以小柴胡汤直升少阳，其势必至下竭上厥，不死何待！何时医悉以陶氏

《六书》，统治四时一切病证，而不究心于《灵》《素》《难经》也哉！瑭于温病六七日以外，壮火少减，阴火内炽，耳聋者，悉以复阴得效，曰宜复脉辈者，不过立法如此，临时对证，加减尽善，是所望于当其任者。

【胡希恕按】

温病耳聋为经之证，而有热亢、津虚之不同。津虚耳聋治以复阴法固妥，若热亢耳聋则大小柴胡加石膏汤证反多。"与柴胡汤者必死"之说，不可尽信。

四、劳倦内伤，复感温病，六七日以外不解者，宜复脉法。

此两感治法也。甘能益气，凡甘皆补，故宜复脉。服二三帖后，身不热而倦甚，仍加人参。

【胡希恕按】

劳倦内伤，复感温病，六七日以外不解者，若现复脉证，则宜复脉法，不然则不可妄试。

后世不依证用药，而凭臆测用方，每每多失，须戒。

五、温病已汗而不得汗，已下而热不退，六七日以外，脉尚躁盛者，重与复脉汤。

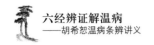

已与发汗而不得汗，已与通里而热不除，其为汗下不当可知。脉尚躁盛，邪固不为药衰，正气亦尚能与邪气分争，故须重与复脉，扶正以敌邪，正胜则生矣。

【胡希恕按】

温病已汗而不得汗，已下而热不退，六七日以外，脉尚躁盛者，其为误治可知，当遵仲景"知犯何逆，随证治之"为法，只凭躁盛脉应，重与复脉汤，似属不妥。

六、温病误用升散，脉结代，甚则脉两至者，重与复脉，虽有他证，后治之。

此留人治病法也。即仲景里急，急当救里之义。

【胡希恕按】

脉结代而与复脉，乃随证治之之道，无可置议。惜全书不尽如此。

七、汗下后，口燥咽干，神倦欲眠，舌赤苔老，与复脉汤。

在中焦下后与益胃汤，复胃中津液，以邪气未曾深入下焦。若口燥咽干，乃少阴之液无以上供，神昏欲眠，有少阴但欲寐之象，故与复脉。

【胡希恕按】

　　口燥咽干，神倦欲眠，乃阳虚证，与口中和、小便色白
的少阴病但欲寐证大是不同：

　　阳虚证可以复脉汤扶阴以制阳；（编者按：胡老所言"阳
虚"，特指"阳性虚证"之意，此处含义相当于现行教材所言
"虚热或阴虚"）阴虚证须以四逆辈复阳以制阴。（编者按：胡
老所言"阴虚"，特指"阴性虚证"之意，此处含义相当于现
行教材所言"虚寒"）

　　均属虚衰，阴阳寒热有别，论中混为一起，易误后学，
当辨。

八、热邪深入，或在少阴，或在厥阴，均宜复脉。

　　此言复脉为热邪劫阴之总司也。盖少阴藏精，厥阴必待少阴精足
而后能生，二经均可主以复脉者，乙癸同源也。

加减复脉汤方 甘润存津法

灸甘草六钱　干地黄六钱。按地黄三种用法：生地者，鲜生地末晒干者也，可入药煮用，
可取汁用，其性甘凉，上中焦用以退热存津；干地黄者，乃生地晒干，已为丙火炼过，去其寒凉之性，
本草称其甘平；熟地制以酒与砂仁，九蒸九晒而成，是又以丙火丁火合炼之也，故其性甘温。奈何今人
悉以干地黄为生地，北人并不知世有生地，金谓干地黄为生地，而曰寒凉，指鹿为马，不可不辨　生
白芍六钱　麦冬五钱，不去心　阿胶三钱　麻仁三钱。按柯韵伯谓：旧传麻仁者误，当系枣
仁。彼从心悸动三字中看出传写之误，不为无见。今治温热有取于麻仁甘益气，润去燥，故仍从麻仁。

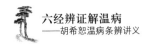

水八杯，煮取八分三杯，分三次服。剧者加甘草至一两，地黄、白芍八钱，麦冬七钱，日三夜一服。

救逆汤方镇摄法

即于加减复脉汤内去麻仁，加生龙骨四钱、生牡蛎八钱，煎如复脉法。脉虚大欲散者，加人参二钱。

【胡希恕按】

少阴与厥阴，仲景视为证名，皆系阴性的虚证。

阴虚证须以四逆辈复阳以制阴。（编者按：胡老所言"阴虚"特指"阴性虚证"，此处含义相当于现行教材所言"虚寒"）

热邪深入，津血为伤，乃阳性的虚证。（编者按：胡老所言"阳虚"特制"阳性虚证"，此处含义相当于现行教材所言"虚热或阴虚"）

一宜振阳，一宜复阴，原本不同，不得相混。

九、下后大便溏甚，周十二时三四行，脉仍数者，未可与复脉汤，一甲煎主之；服一二日，大便不溏者，可与一甲复脉汤。

下后法当数日不大便，今反溏而频数，非其人真阳素虚，即下之不得其道，有亡阴之虑。若以复脉滑润，是以存阴之品，反为泻阴之用。故以牡蛎一味，单用则力大，即能存阴，又涩大便，且清在里之余热，一物而三用之。

🌀 **一甲煎**咸寒兼涩法

生牡蛎二两, 碾细

水八杯，煮取三杯，分温三服。

🌀 **一甲复脉汤方**

即于加减复脉汤内，去麻仁，加牡蛎一两。

【胡希恕按】

下后脉仍数而大便溏多，属湿热误下所致，仍宜临证讲求治法。依一甲煎为特效药欠妥。

十、下焦温病，但大便溏者，即与一甲复脉汤。

温病深入下焦劫阴、必以救阴为急务。然救阴之药多滑润，但见大便溏，不必待日三四行，即以一甲复脉法，复阴之中，预防泄阴之弊。

【胡希恕按】

湿邪下陷大便溏，多是协热利证，宜芩连之属坚肠胃以清邪热。

倘热盛已致津虚，口干舌燥者，与一甲复脉汤为急于救阴之治尚无不可。否则，一般大便溏证，不得妄试麦地等滑润药物。

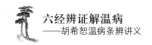

十一、少阴温病，真阴欲竭，壮火复炽，心中烦，不得卧者，黄连阿胶汤主之。

按：前复脉法为邪少虚多之治。其有阴既亏而实邪正盛，甘草即不合拍。心中烦，阴邪夹心阳独亢于上，心体之阴，无容留之地，故烦杂无奈；不得卧，阳亢不入于阴，阴虚不受阳纳，虽欲卧，得乎？此证阴阳各自为道，不相交互，去死不远，故以黄芩从黄连，外泻壮火而内坚真阴；以芍药从阿胶，内护真阴而外捍亢阳。名黄连阿胶汤者，取一刚以御外侮，一柔以护内主之义也。其交关变化神明不测之妙，全在一鸡子黄，前人训鸡子黄，佥谓鸡为巽木，得心之母气，色赤入心，虚则补母而已，理虽至当，殆未尽其妙。盖鸡子黄有地球之象，为血肉有情，生生不已，乃奠安中焦之圣品，有甘草之功能，而灵于甘草；其正中有孔，故能上通心气，下达肾气，居中以达两头，有莲子之妙用；其性和平，能使亢者不争，弱者得振；其气焦臭，故上补心；其味甘咸，故下补肾；再释家有地水风火之喻，此证大风一起，荡然无余，鸡子黄镇定中焦，通彻上下，合阿胶能预息内风之震动也。然不知人身阴阳相抱之义，必未能识仲景用鸡子黄之妙，谨将人身阴阳生死寤寐图形，开列于后，以便学人入道有阶也。（编者按：图略）

黄连阿胶汤方 苦甘咸寒法

黄连四钱　黄芩一钱　阿胶三钱　白芍一钱　鸡子黄二枚

水八杯，先煮三物，取三杯，去滓，纳胶烊尽，再纳鸡子黄，搅令相得，日三服。

【胡希恕按】

热盛津虚，心中烦不得卧，黄连阿胶汤主之，乃属确论。

此与栀子豉汤证颇相类似，不过，本证多虚，栀子豉汤证多实。大便溏者，栀子必禁，而本方反适应之。

十二、夜热早凉，热退无汗，热自阴来者，青蒿鳖甲汤主之。

夜行阴分而热，日行阳分而凉，邪气深伏阴分可知；热退无汗，邪不出表而仍归阴分，更可知矣，故曰热自阴分而来，非上中焦之阳热也。邪气深伏阴分，混处气血之中，不能纯用养阴，又非壮火，更不得任用苦燥。故以鳖甲蠕动之物，入肝经至阴之分，既能养阴，又能入络搜邪；以青蒿芳香透络，从少阳领邪外出；细生地清阴络之热，丹皮泻血中之伏火；知母者，知病之母也，佐鳖甲、青蒿而成搜剔之功焉。再此方有先入后出之妙，青蒿不能直入阴分，有鳖甲领之入也；鳖甲不能独出阳分，有青蒿领之出也。

青蒿鳖甲汤方 辛凉合甘寒法

青蒿二钱　鳖甲五钱　细生地四钱　知母二钱　丹皮三钱

水五杯，煮取二杯，日再服。

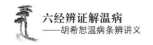

【胡希恕按】

夜热早凉，热退无汗，为辨热在血分颇是，青蒿鳖甲亦平妥可从。

十三、热邪深入下焦，脉沉数，舌干齿黑，手指但觉蠕动，急防痉厥，二甲复脉汤主之。

此示人痉厥之渐也。温病七八日以后，热深不解，口中津液干涸，但觉手指掣动，即当防其痉厥，不必俟其已厥而后治也。故以复脉育阴，加入介属潜阳，使阴阳交纽，庶厥不可作也。[编者按：油印本从此缺失，此后胡希恕按语即不可见]

二甲复脉汤方咸寒甘润法

即于加减复脉汤内，加生牡蛎五钱，生鳖甲八钱。

十四、下焦温病，热深厥甚，脉细促，心中憺憺大动，甚则心中痛者，三甲复脉汤主之。

前二甲复脉，防痉厥之渐；即痉厥已作，亦可以二甲复脉止厥。兹又加龟板名三甲者，以心中大动，甚则痛而然也。心中动者，火以水为体，肝风鸱张，立刻有吸尽西江之势，肾水本虚，不能济肝而后发痉；既痉而水难猝补，心之本体欲失，故憺憺然而大动也。甚则痛者，阴维为病主心痛，此证热久伤阴，八脉丽于肝肾，肝肾虚而累及阴维故心痛，非如寒气客于心胸之心痛，可用温通。故以镇肾气、补任脉、通阴维之龟板止心痛，合入肝搜邪之二甲，相济成功也。

🌀 **三甲复脉汤方** 同二甲汤法

即于二甲复脉汤内，加生龟板一两。

十五、既厥且哕 俗名呃忒，脉细而劲，小定风珠主之。

温邪久踞下焦，烁肝液为厥，扰冲脉为哕，脉阴阳俱减则细，肝木横强则劲，故以鸡子黄实土而定内风；龟板补任 谓任脉 而镇冲脉；阿胶沉降，补液而息肝风；淡菜生于咸水之中而能淡，外偶内奇，有坎卦之象。能补阴中之真阳，其形翕阖，故又能潜真阳之上动；童便以浊液仍归浊道，用以为使也。名定风珠者，以鸡子黄宛如珠形，得巽木之精，而能息肝风，肝为巽木，巽为风也。龟亦有珠，具真武之德而镇震木。震为雷，在人为胆，雷动未有无风者，雷静而风亦静矣。亢阳直上巅顶，龙上于天也，制龙者，龟也。古者豢龙御龙之法，失传已久，其大要不出乎此。

🌀 **小定风珠方** 甘寒咸法

鸡子黄 生用，一枚　真阿胶 二钱　生龟板 六钱　童便 一杯　淡菜 三钱

水五杯，先煮龟板、淡菜，得二杯，去滓，入阿胶，上火烊化，纳鸡子黄，搅令相得，再冲童便，顿服之。

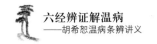

十六、热邪久羁，吸烁真阴，或因误表，或因妄攻，神倦瘛疭，脉气虚弱，舌绛苔少，时时欲脱者，大定风珠主之。

此邪气已去八九，真阴仅存一二之治也。观脉虚苔少可知，故以大队浓浊填阴塞隙，介属潜阳镇定。以鸡子黄一味，从足太阴，下安足三阴，上济手三阴，使上下交合，阴得安其位，斯阳可立根基，俾阴阳有眷属一家之义，庶可不致绝脱欤！

大定风珠方酸甘咸法

生白芍六钱　阿胶三钱　生龟板四钱　干地黄六钱　麻仁二钱　五味子二钱　生牡蛎四钱　麦冬连心，六钱　炙甘草四钱　鸡子黄二枚，生　鳖甲四钱，生

水八杯，煮取三杯，去滓，再入鸡子黄，搅令相得，分三次服。喘加人参，自汗者加龙骨、人参、小麦，悸者加茯神、人参、小麦。

十七、壮火尚盛者，不得用定风珠、复脉。邪少虚多者，不得用黄连阿胶汤。阴虚欲痉者，不得用青蒿鳖甲汤。

此诸方之禁也。前数方虽皆为存阴退热而设，其中有以补阴之品，为退热之用者；有一面补阴，一面搜邪者；有一面填阴，一面护阳者；各宜心领神会，不可混也。

十八、痉厥神昏，舌短，烦躁，手少阴证未罢者，先

与牛黄、紫雪辈，开窍搜邪；再与复脉汤存阴，三甲潜阳，临证细参，勿致倒乱。

痉厥神昏，舌蹇烦躁，统而言之为厥阴证。然有手经、足经之分，在上焦以清邪为主，清邪之后，必继以存阴；在下焦以存阴为主，存阴之先，若邪尚有余，必先以搜邪。手少阴证未罢，如寸脉大，口气重，颧赤，白睛赤，热壮之类。

十九、邪气久羁，肌肤甲错，或因下后邪欲溃，或因存阴得液蒸汗，正气已虚，不能即出，阴阳互争而战者，欲作战汗也，复脉汤热饮之。虚盛者加人参；肌肉尚盛者，但令静，勿妄动也。

按： 伤寒汗解必在下前，温病多在下后。缚解而后得汗，诚有如吴又可所云者。凡欲汗者，必当先烦，乃有汗而解。若正虚邪重，或邪已深入下焦，得下后里通；或因津液枯燥，服存阴药，液增欲汗，邪正努力纷争，则作战汗，战之得汗则生，汗不得出则死。此系生死关头，在顷刻之间。战者，阳极而似阴也，肌肤业已甲错，其津液之枯燥，固不待言。故以复脉加人参助其一臂之力，送汗出表。若其人肌肤尚厚，未至大虚者，无取复脉之助正，但当听其自然，勿事骚扰可耳，次日再议补阴未迟。

二十、时欲漱口不欲咽，大便黑而易者，有瘀血也，犀角地黄汤主之。

邪在血分，不欲饮水，热邪燥液口干，又欲求救于水，故但欲漱口，不欲咽也。瘀血溢于肠间，血色久瘀则黑，血性柔润，故大便黑而易也。犀角味咸，入下焦血分以清热，地黄去积聚而补阴，白芍去恶血、生新血，丹皮泻血中伏火，此蓄血自得下行，故用此轻剂以调之也。

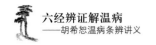 **犀角地黄汤方**甘咸微苦法

干地黄一两　生白芍三钱　丹皮三钱　犀角三钱
水五杯，煮取二杯，分二次服，渣再煮一杯服。

二十一、少腹坚满，小便自利，夜热昼凉，大便闭，脉沉实者，蓄血也，桃仁承气汤主之，甚则抵当汤。

少腹坚满，法当小便不利，今反自利，则非膀胱气闭可知。夜热者，阴热也；昼凉者，邪气隐伏阴分也。大便闭者，血分结也。故以桃仁承气通血分之闭结也。若闭结太甚，桃仁承气不得行，则非抵当不可，然不可轻用，不得不备一法耳。

桃仁承气汤方苦辛咸寒法

大黄五钱　芒硝二钱　桃仁三钱　当归三钱　芍药三钱　丹皮三钱
水八杯，煮取三杯，先服一杯，得下止后服，不知再服。

抵当汤方 飞走攻络苦咸法

大黄五钱　虻虫二十枚，炙干为末　桃仁五钱　水蛭五分，炙干为末

水八杯，煮取三杯，先服一杯，得下止后服，不知再服。

二十二、温病脉，法当数，今反不数而濡小者，热撤里虚也。里虚下利稀水，或便脓血者，桃花汤主之。

温病之脉本数，因用清热药撤其热，热撤里虚，脉见濡小，下焦空虚则寒，即不下利，亦当温补，况又下利稀水脓血乎！故用少阴自利，关闸不藏，堵截阳明法。

桃花汤方 甘温兼涩法

赤石脂一两，半整用煎，半为细末调　炮姜五钱　白粳米二合

水八杯，煮取三杯，去渣，入石脂末一钱五分，分三次服。若一服愈，余勿服。虚甚者加人参。

二十三、温病七八日以后，脉虚数，舌绛苔少，下利日数十行，完谷不化，身虽热者，桃花粥主之。

上条以脉不数而濡小，下利稀水，定其为虚寒，而用温涩。此条脉虽数而日下数十行，至于完谷不化，其里邪已为泄泻下行殆尽。完谷不化，脾阳下陷，火灭之象；脉虽数而虚，苔化而少，身虽余热未退，亦虚热也，纯系关闸不藏见证，补之稍缓则脱。故改桃花汤为

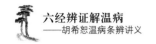
粥，取其逗留中焦之意，此条认定完谷不化四字要紧。

🌸 **桃花粥方** 甘温兼涩法

人参三钱　炙甘草三钱　赤石脂六钱，细末　白粳米二合

水十杯，先煮参、草，得六杯，去渣，再入粳米煮，得三杯，纳石脂末三钱，顿服之。利不止，再服第二杯，如上法，利止停后服。或先因过用寒凉，脉不数，身不热者，加干姜三钱。

二十四、温病少阴下利，咽痛，胸满，心烦者，猪肤汤主之。

此《伤寒论》原文。按温病热入少阴，逼液下走，自利咽痛，亦复不少，故采录于此。柯氏云：少阴下利，下焦虚矣。少阴脉循喉咙，其支者出络心，注胸中，咽痛胸满心烦者，肾火不藏，循经而上走于阳分也；阳并于上，阴并于下，火不下交于肾，水不上承于心，此未济之象。猪为水畜，而津液在肤，用其肤以除上浮之虚火，佐白蜜、白粉之甘，泻心润肺而和脾，滋化源，培母气，水升火降，上热自除，而下利自止矣。

🌸 **猪肤汤方** 甘润法

猪肤一斤。用白皮从内刮去肥，令如纸薄

上一味，以水一斗，煮取五升，去渣，加白蜜一升、白米粉五合，熬香，和令相得。

二十五、温病少阴咽痛者，可与甘草汤，不瘥者，与桔梗汤。

柯氏云：但咽痛而无下利，胸满，心烦等证，但甘以缓之足矣。不瘥者，配以桔梗，辛以散之也。其热微，故用此轻剂耳。

甘草汤方甘缓法

甘草二两

上一味，以水三升，煮取一升半，去渣，分温再服。

桔梗汤方苦辛甘升提法

甘草二两　桔梗二两

法同前。

二十六、温病入少阴，呕而咽中伤，生疮不能语，声不出者，苦酒汤主之。

王氏晋三云：苦酒汤治少阴水亏不能上济君火，而咽生疮，声不出者。疮者，疳也。半夏之辛滑，佐以鸡子清之甘润，有利窍通声之功，无燥津涸液之虑；然半夏之功能，全赖苦酒，摄入阴分，劫涎敛疮，即阴火沸腾，亦可因苦酒而降矣，故以为名。

苦酒汤方酸甘微辛法

半夏二钱，制　鸡子一枚，去黄，纳上苦酒鸡子壳中上二味，纳半夏着苦酒中，以鸡子壳置刀环中，安火上，令三沸，去渣，少少含咽之。不瘥，更作三剂。

二十七、妇女温病，经水适来，脉数耳聋，干呕烦渴，辛凉退热，兼清血分，甚至十数日不解，邪陷发痉者，竹叶玉女煎主之。

此与两感证同法。辛凉解肌，兼清血分者，所以补上中焦之未备；甚至十数日不解，邪陷发痉，外热未除，里热又急，故以玉女煎加竹叶，两清表里之热。

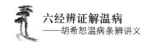 **竹叶玉女煎方**辛凉合甘寒微苦法

生石膏六钱　干地黄四钱　麦冬四钱　知母二钱　牛膝二钱　竹叶三钱

水八杯，先煮石膏、地黄，得五杯，再入余四味，煮成二杯。先服一杯，候六时复之，病解停后服，不解再服。上焦用玉女煎去牛膝者，以牛膝为下焦药，不得引邪深入也，兹在下焦，故仍用之。

二十八、热入血室，医与两清气血，邪去其半，脉数，余邪不解者，护阳和阴汤主之。

此系承上条而言之也。大凡体质素虚之人，祛邪及半，必兼护养元气，仍佐清邪，故以参、甘护元阳，而以白芍、麦冬、生地和阴清邪也。

🌿 **护阳和阴汤方**甘凉甘温复法，偏于甘凉，即复脉汤法也

白芍五钱　炙甘草二钱　人参二钱　麦冬二钱，连心炒　干地黄三钱，炒

水五杯，煮取二杯，分二次温服。

二十九、热入血室，邪去八九，右脉虚数，暮微寒热者，加减复脉汤，仍用参主之。

此热入血室之邪少虚多。亦以复脉为主法。脉右虚数，是邪不独在血分，故仍用参以补气。暮微寒热，不可认作邪实，乃气血俱虚，营卫不和之故。

🌿 **加减复脉汤仍用参方**

即于前复脉汤内，加人参三钱。

三十、热病经水适至，十余日不解，舌萎饮冷，心烦热，神气忽清忽乱，脉右长左沉，瘀热在里也，加减桃仁承气汤主之。

前条十数日不解用玉女煎者，以气分之邪尚多，故用气血两解，此条以脉左沉，不与右之长同，而神气忽乱，定其为蓄血，故以逐血分瘀热为急务也。

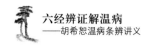 **加减桃仁承气汤方**苦辛走络法

大黄三, 制钱　桃仁三钱, 炒　细生地六钱　丹皮四钱　泽兰二钱　人中白二钱

水八杯，煮取三杯。先服一杯，候六时，得下黑血，下后神清渴减，止后服。不知，渐进。

按：邵新甫云：考热入血室，《金匮》有五法：第一条主小柴胡，因寒热而用，虽经水适断，急提少阳之邪，勿令下陷为最。第二条伤寒发热，经水适来，已现昼明夜剧，谵语见鬼，恐人认阳明实证，故有无犯胃气及上二焦之戒。第三条中风寒热，经水适来，七八日脉迟身凉，胸胁满如结胸状，谵语者，显无表证，全露热入血室之候，自当急刺期门，使人知针力比药力尤捷。第四条阳明病下血谵语，但头汗出，亦为热入血室，亦刺期门，汗出而愈。第五条明其一证而有别因为害，如痰潮上脘，昏冒不知，当先化其痰，后除其热。仲景教人当知变通，故不厌推广其义，乃今人一遇是证，不辨热入之轻重，血室之盈亏，遽与小柴胡汤，贻害必多。要之热甚而血瘀者，与桃仁承气及山甲、归尾之属；血舍空而热者用犀角地黄汤，加丹参、木通之属；表邪未尽而表证仍兼者，不妨借温通为使；血结胸，有桂枝红花汤，参入海蛤、桃仁之治；昏狂甚，进牛黄膏，调入清气化结之煎。再观叶案中有两解气血燔蒸之玉女煎法；热甚阴伤，有育阴养气之复脉法；又有护阴涤热之缓攻法。先圣后贤，其治条分缕析，学人审证定方，慎毋拘乎柴胡一法也。

三十一、温病愈后，嗽稀痰而不咳，彻夜不寐者，半夏汤主之。

此中焦阳气素虚之人，偶感温病，医以辛凉甘寒，或苦寒清温热，不知十衰七八之戒，用药过剂，以致中焦反停寒饮，令胃不和，故不寐也。《素问》云：胃不和则卧不安，饮以半夏汤，覆杯则寐。盖阳气下交于阴则寐，胃居中焦，为阳气下交之道路，中寒饮聚，致令阳气欲下交而无路可循，故不寐也。半夏逐痰饮而和胃，秫米秉燥金之气而成。故能补阳明燥气之不及而渗其饮，饮退则胃和，寐可立至，故曰覆杯则寐也。

半夏汤辛甘淡法

半夏八钱，制　秫米二两。即俗所称膏粱是也，古人谓之稷，今或名为芦稷，如南方难得，则以薏仁代之

水八杯，煮取三杯，分三次温服。

三十二、饮退则寐，舌滑，食不进者，半夏桂枝汤主之。

此以胃腑虽和，营卫不和，阳未卒复，故以前半夏汤合桂枝汤，调其营卫，和其中阳，自能食也。

半夏桂枝汤方辛温甘淡法

半夏六钱　秫米一两　白芍六钱　桂枝四钱。虽云桂枝汤，却用小建中汤法，桂枝少于白芍者，表里异治也　炙甘草一钱　生姜三钱　大枣二枚，去核

水八杯，煮取三杯，分温三服。

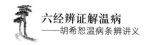
三十三、温病解后，脉迟，身凉如水，冷汗自出者，桂枝汤主之。

此亦阳气素虚之体质，热邪甫退，即露阳虚。故以桂枝汤复其阳也。

🌿 **桂枝汤方**见上焦篇。但此处用桂枝，分量与芍药等，不必多于芍药也；亦不必啜粥再令汗出，即仲景以桂枝汤小和之法是也。

三十四、温病愈后，面色痿黄，舌淡，不欲饮水，脉迟而弦，不食者，小建中汤主之。

此亦阳虚之质也，故以小建中，小小建其中焦之阳气，中阳复则能食，能食则诸阳皆可复也。

🌿 **小建中汤方甘温法**

白芍酒炒，六钱　桂枝四钱　甘草三钱，炙　生姜三钱　大枣二枚，去核　胶饴五钱

水八杯，煮取三杯，去渣，入胶饴，上火烊化，分温三服。

三十五、温病愈后，或一月，至一年，面微赤，脉数，暮热，常思饮，不欲食者，五汁饮主之，牛乳饮亦主之。病后肌肤枯燥，小便溺管痛，或微燥咳，或不思食，皆胃阴虚也，与益胃、五汁辈。

前复脉等汤，复下焦之阴，此由中焦胃用之阴不降，胃体之阳独亢，故以甘润法救胃用，配胃体，则自然欲食，断不可与俗套开胃健食之辛燥药，致令燥咳成痨也。

🎐 **五汁饮、牛乳饮方** 并见前秋爆门

🎐 **益胃汤** 见中焦篇

按：吴又可云：病后与其调理不善，莫若静以待动。是不知要领之言也。夫病后调理，较易于治病，岂有能治病，反不能调理之理乎！但病后调理，不轻于治病，若其治病之初，未曾犯逆，处处得法，轻者三五日而解，重者七八日而解，解后无余邪，病者未受大伤，原可不必以药调理，但以饮食调理足矣，经所谓食养尽之是也。若病之始受既重，医者又有误表、误攻、误燥、误凉之弊，遗殃于病者之气血，将见外感变而为内伤矣。全赖医者善补其过，谓未犯他医之逆，或其人阳素虚阴素亏，或前因邪气太盛，攻邪不得不重，或本虚邪不能张，须随清随补之类。而补人之过，谓已犯前医之治逆。退杀气谓余邪或药伤。迎生气，或养胃阴，或护胃阳，或填肾阴，或兼固肾阳，以迎其先后天之生气。活人于万全，岂得听之而已哉！万一变生不测，推委于病者之家，能不愧于心乎！至调理大要，温病后一以养阴为主。饮食之坚硬浓厚者，不可骤进。间有阳气素虚之体质，热病一退，即露旧亏，又不可固执养阴之说，而灭其阳火。故本论中焦篇列益胃、增液、清燥等汤，下焦篇列复脉、三甲、五汁等复阴之法，乃热病调理之常理也；下焦篇又列建中、半夏、桂枝数法，以为阳气素虚，或误伤凉药之用，乃其变也。经所谓："有者求之，无者求之，微者责之，盛者责之，全赖司其任者，心诚求之也。

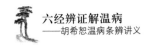
暑温、伏暑

三十六、暑邪深入少阴消渴者，连梅汤主之，入厥阴麻痹者，连梅汤主之；心热烦躁神迷甚者；先与紫雪丹，再与连梅汤。

肾主五液而恶燥，暑先入心，助心火独亢于上，肾液不供，故消渴也。再心与肾均为少阴，主火，暑为火邪，以火从火，二火相搏，水难为济，不消渴得乎！以黄连泻壮火，使不烁津，以乌梅之酸以生津，合黄连酸苦为阴；以色黑沉降之阿胶救肾水，麦冬、生地合乌梅酸甘化阴，庶消渴可止也。肝主筋而受液于肾，热邪伤阴，筋经无所秉受，故麻痹也。再包络与肝均为厥阴，主风木。暑先入心，包络代受，风火相搏，不麻痹得乎！以黄连泻克水之火，以乌梅得木气之先，补肝之正，阿胶增液而息肝风，冬、地补水以柔木，庶麻痹可止也。心热烦躁神迷甚，先与紫雪丹者，开暑邪之出路，俾梅、连有入路也。

连梅汤方酸甘化阴，酸苦泄热法

云连二钱　乌梅三钱，去核　麦冬三钱，连心　生地三钱　阿胶二钱

水五杯，煮取二杯，分二次服。脉虚大而芤者，加人参。

三十七、暑邪深入厥阴，舌灰，消渴，心下板实，呕恶吐蛔，寒热，下利血水，甚至声音不出，上下格拒者，椒梅汤主之。

此土败木乘，正虚邪炽，最危之候，故以酸苦泄热，辅正祛邪立法，据理制方，冀其转关耳。

椒梅汤方酸苦复辛甘法，即仲景乌梅圆法也，方义已见中焦篇

黄连二钱　黄芩二钱　干姜二钱　白芍三钱，生　川椒三钱，炒黑　乌梅三钱，去核　人参二钱　枳实一钱五分　半夏二钱

水八杯，煮取三杯，分三次服。

三十八、暑邪误治，胃口伤残，延及中下，气塞填胸，燥乱口渴，邪结内踞，清浊交混者，来复丹主之。

此正气误伤于药，邪气得以窃踞于中，固结而不可解，攻补难施之危证，勉立旋转清浊一法耳。

来复丹方酸温法

太阴元精石一两　舶上硫黄一两　硝石一两，同硫黄为末，微火炒结沙子大　橘红二钱　青皮二钱，去白　五灵脂二钱，澄去沙，炒令烟尽

方论：晋三王氏云：《易》言一阳来复于下，在人则为少阳生气所出之脏。病上盛下虚，则阳气去，生气竭，此丹能复阳于下，故曰来复。元精石乃盐卤至阴之精，硫黄乃纯阳石火之精，寒热相配，阴

阳互济，有扶危拯逆之功，硝石化硫为水，亦可佐元、硫以降逆；灵脂引经入肝最速，能引石性内走厥阴，外达少阳，以交阴阳之枢纽；使以橘红、青皮者，纳气必先利气，用以为肝胆之向导也。

三十九、暑邪久热，寝不安，食不甘，神识不清，阴液元气两伤者，三才汤主之。

凡热病久入下焦，消烁真阴，必以复阴为主。其或元气亦伤，又必兼护其阳。三才汤两复阴阳，而偏于复阴为多者也。温热、温疫未传，邪退八九之际，亦有用处。暑温未传，亦有用复脉、三甲、黄连阿胶等汤之处。彼此互参，勿得偏执。盖暑温不列于诸温之内，而另立一门者，以后夏至为病暑，湿气大动，不兼湿不得名暑温，仍归温热门矣。既兼湿，则受病之初，自不得与诸温同法，若病至未传，湿邪已化，惟余热伤之际，其大略多与诸温同法；其不同者，前后数条，已另立法矣。

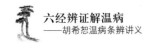 **三才汤方**甘凉法

人参三钱　天冬二钱　干地黄五钱

水五杯，浓煎两杯，分二次温服。欲复阴者，加麦冬、五味子。欲复阳者，加茯苓、炙甘草。

四十、蓄血，热入血室，与温热同法。

四十一、伏暑、湿温胁痛，或咳，或不咳，无寒，但潮热，或竟寒热如疟状，不可误认柴胡证，香附旋覆花汤主之；久不解者，间用控涎丹。

按： 伏暑、湿温，积留支饮，悬于胁下，而成胁痛之证甚多，即《金匮》水在肝而用十枣之证。彼因里水久积，非峻攻不可；此因时令之邪，与里水新搏，其根不固，不必用十枣之太峻，只以香附、旋覆，善通肝络而逐胁下之饮，苏子、杏仁，降肺气而化饮，所谓建金以平木；广皮、半夏消痰饮之正，茯苓、薏仁开太阳而阖阳明，所谓治水者必实土，中流涨者开支河之法也。用之得当，不过三五日自愈。其或前医不识病因，不合治法，致使水无出路，久居胁下，恐成悬饮内痛之证，为患非轻，虽不必用十枣之峻，然不能出其范围，故改用陈无择之控涎丹，缓攻其饮。

🐦 **香附旋覆花汤方** 苦辛淡合芳香开络法

生香附三钱　旋覆花三钱，绢包　苏子霜三钱　广皮二钱　半夏五钱　茯苓块三钱　薏仁五钱

水八杯，煮取三杯，分三次温服。腹满者，加厚朴。痛甚者，加降香末。

🐦 **控涎丹方** 苦寒从治法

痰饮，阴病也。以苦寒治阴病，所谓求其属以衰之是也。按：肾经以脏而言，属水，其味咸，其气寒；以经而言，属少阴，主火，其味苦，其气化燥热。肾主水，故苦寒为水之属，不独咸寒为水之属也，盖真阳藏之于肾，故肾与心并称少阴，而并主火也，知此理则知用苦

寒咸寒之法矣。泻火之有余，用苦寒，寒能制火，苦从火化，正治之中，亦有从治；泻火之太过，亦用苦寒，寒从水气，苦从火味，从治之中，亦有正治，所谓水火各造其偏之极，皆相似也。苦咸寒治火之有余、水之不足为正治，亦有治水之有余、火之不足者，如介属、芒硝并能行水，水行则火复，乃从治也。

甘遂去心，制　大戟去皮，制　白芥子

上等分为细末，神曲糊为丸，梧子大，每服九丸，姜汤下，壮者加之，羸者减之，以知为度。

寒　湿

四十二、湿之为物也，在天之阳时为雨露，阴时为霜雪，在山为泉，在川为水，包含于土中者为湿。其在人身也，上焦与肺合，中焦与脾合，其流于下焦也，与少阴癸水合。

此统举湿在天、地、人、身之大纲，异出同源，以明土为杂气，水为天一所生，无处不合者也。上焦与肺合者，肺主太阴湿土之气，肺病湿则气不得化，有霜雾之象，向之火制金者，今反水克火矣，故肺病而心亦病也。观《素问》寒水司天之年，则曰阳气不令，湿土司天之年，则曰阳光不治自知，故上焦一以开肺气救心阳为治。中焦与脾合者，脾主湿土之质，为受湿之区，故中焦湿证最多。肺与胃为夫妻，脾病而胃不能独治，再胃之脏象为土，土恶湿也，故开沟渠，运中阳，崇刚土，作堤防之治，悉载中焦。上中不治，其势必流于下焦。《易》曰：水流湿。《素问》曰：湿伤于下。下焦乃少阴癸水，湿之质即水也，焉得不与肾水相合？吾见湿流下焦，邪水旺一分，正水反亏一分，正愈亏而邪愈旺，不可为矣。夫肾之真水，生于一阳，坎中满也，故治少阴之湿，一以护肾阳，使火能生土为主；肾与膀胱为夫妻，泄膀胱之积水，从下治，亦所以安肾中真阳也。脾为肾之上游，升脾阳，从上治，亦所以使水不没肾中真阳也。其病厥阴也奈何？盖水能生木，水太过，木反不生，木无生气，自失其疏泄之任，

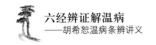
经有"风湿交争，风不胜湿"之文，可知湿土太过，则风木亦有不胜之时，故治厥阴之湿，以复其风木之本性，使能疏泄为主也。

本论原以温热为主，而类及于四时杂感。以宋元以来，不明仲景《伤寒》一书专为伤寒而设，乃以《伤寒》一书，应四时无穷之变，殊不合拍。遂至人著一书，而悉以伤寒名书。陶氏则以一人而屡著伤寒书，且多立妄诞不经名色，使后世学者，如行昏雾之中，渺不自觉其身之坠于渊也。今胪列四时杂感，春温、夏热、长夏暑湿、秋燥、冬寒，得其要领，效如反掌。夫春温、夏热、秋燥，所伤皆阴液也，学人苟能时时预护，处处堤防，岂复有精竭人亡之虑。伤寒所伤者，阳气也，学人诚能保护得法，自无寒化热而伤阴，水负火而难救之虞。即使有受伤处，临证者知何者当护阳，何者当救阴，何者当先护阳，何者当先救阴，因端竟委，可备知终始而超道妙之神。瑭所以三致意者，乃在湿温一证。盖土为杂气，寄旺四时，藏垢纳污，无所不受，其间错综变化，不可枚举。其在上焦也，如伤寒；其在下焦也，如内伤；其在中焦也，或如外感，或如内伤。至人之受病也，亦有外感，亦有内伤，使学人心摇目眩，无从捉摸。其变证也，则有湿痹、水气、咳嗽、痰饮、黄汗、黄瘅、肿胀、疟疾、痢疾、淋证、带证、便血、疝气、痔疮、痈脓等证，较之风火燥寒四门之中，倍而又倍，苟非条分缕析，体贴入微，未有不张冠李戴者。

四十三、湿久不治，伏足少阴，舌白身痛，足跗浮肿，鹿附汤主之。

湿伏少阴，故以鹿茸补督脉之阳。督脉根于少阴，所谓八脉丽于肝肾也；督脉总督诸阳，此阳一升，则诸阳听令。附子补肾中真阳，通行十二经，佐之以菟丝，凭空行气而升发少阴，则身痛可休。独以一味草果，温太阴独胜之寒以醒脾阳，则地气上蒸天气之白苔可除；且草果，子也，凡子皆达下焦。以茯苓淡渗，佐附子开膀胱，小便得利，而跗肿可愈矣。

🌿 **鹿附汤方**苦辛咸法

鹿茸五钱　附子三钱　草果一钱　菟丝子三钱　茯苓五钱

水五杯，煮取二杯，日再服，渣再煮一杯服。

四十四、湿久，脾阳消乏，肾阳亦惫者，安肾汤主之。

凡肾阳惫者，必补督脉，故以鹿茸为君，附子、韭子等补肾中真阳，但以苓、术二味，渗湿而补脾阳，釜底增薪法也（其曰安肾者，肾以阳为体，体立而用安矣）。

🌿 **安肾汤方**辛甘温法

鹿茸三钱　胡芦巴三钱　补骨脂三钱　韭子一钱　大茴香二钱　附子二钱
茅术二钱　茯苓三钱　菟丝子三钱

水八杯，煮取三杯，分三次服。大便溏者，加赤石脂。久病恶汤者，可用二十份作丸。

四十五、湿久伤阳，痿弱不振，肢体麻痹，痔疮下血，术附姜苓汤主之。

按：痔疮有寒湿、热湿之分，下血亦有寒湿、热湿之分，本论不及备载，但载寒湿痔疮下者，以世医但知有热湿痔疮下血，悉以槐花、地榆从事，并不知有寒湿之因，畏姜、附如虎，故因下焦寒湿而类及之，方则两补脾肾两阳也。

术附姜苓汤方辛温苦淡法

生白术五钱　附子三钱　干姜三钱　茯苓五钱

水五杯，煮取二杯，日再服。

四十六、先便后血，小肠寒湿，黄土汤主之。

此因上条而类及，以补偏救弊也，义见前条注下。前方纯用刚者，此方则以刚药健脾而渗湿，柔药保肝肾之阴，而补丧失之血，刚柔相济，又立一法，以开学人门径。后世黑地黄丸法，盖仿诸此。

黄土汤方甘苦合用，刚柔互济法

甘草三两　干地黄三两　白术三两　附子三两，炮　阿胶三两　黄芩三两
灶中黄土半斤

水八升，煮取二升，分温二服分量服法，悉录古方，未敢增减，用者自行斟酌可也。

四十七、秋湿内伏，冬寒外加，脉紧无汗，恶寒身痛，喘咳稀痰，胸满，舌白滑，恶水不欲饮，甚则倚息不得卧，腹中微胀，小青龙汤主之；脉数有汗，小青龙去麻辛主之；

大汗出者，倍桂枝，减干姜，加麻黄根。

此条以经有"秋伤于湿，冬生咳嗽"之明文，故补三焦饮症数则，略示门径。按：经谓秋伤于湿者，以长夏湿土之气，介在夏秋之间，七月大火西流，月建申，申者，阳气毕伸也，湿无阳气不发，阳伸之极，湿发亦重，人感此而至冬日寒水司令，湿水同体相搏而病矣。喻氏擅改经文，谓湿曰燥者，不明六气运行之道。如大寒，冬令也，厥阴气至而纸鸢起矣。四月，夏令也，古谓：首夏犹清和；俗谓：四月为麦秀寒，均谓时虽夏令，风木之气，犹未尽灭也。他令仿此。至于湿土寄旺四时，虽在冬令，朱子谓将大雨雪，必先微温，盖微温则阳气通，阳通则湿行，湿行而雪势成矣，况秋日竟无湿气乎！此其间有说焉，经所言之秋，指中秋以前而言，秋之前半截也；喻氏所指之秋，指秋分以后而言，秋之后半截也。古脱燥论，盖世远年湮，残缺脱简耳。喻氏补论诚是，但不应擅改经文，竟崇己说，而不体之日月运行，寒暑倚伏之理与气也。喻氏学问诚高，特霸气未消，其温病论亦犯此病。学人遇咳嗽之证，兼合脉色，以详察其何因，为湿，为燥，为风，为火，为阴虚，为阳弱，为前候伏气，为现行时令，为外感而发动内伤，为内伤而招引外感，历历分明。或当用温用凉，用补用泻，或寓补于泻，或寓泻于补，择用先师何法何方，妙手空空，毫无成见，因物付物，自无差忒矣。即如此症，以喘咳痰稀，不欲饮水，胸满腹胀，舌白，定其为伏湿痰饮所致。以脉紧无汗，为遇寒而发，故用仲景先师辛温甘酸之小青龙，外发寒而内蠲饮，龙行而火随，故寒可去；龙动而水行，故饮可蠲。以自汗脉数此因饮邪上冲肺气之数，不可认为火数。为遇风而发，不可再行误汗伤阳，使饮无畏忌，故去汤中之麻黄、细辛发太阳、少阴之表者。倍桂枝以安其表。汗甚则以

227

麻黄根收表疏之汗。夫根有归束之义，麻黄能行太阳之表，即以其根归束太阳之气也。大汗出，减干姜者，畏其辛而致汗也。有汗去麻、辛不去干姜者，干姜根而中实，色黄而圆，土象也，土性缓。不比麻黄干而中空，色青而直，木象也，木性急，干姜岂性缓药哉! 较之麻黄为缓耳，且干姜得丙火煅炼而成，能守中阳，麻黄则纯行卫阳，故其慓急之性远甚于干姜也。细辛细而辛窜，走络最急也。且少阴经之报使，误发少阴汗者，必伐血。

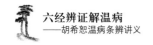 **小青龙汤方**辛甘复酸法

麻黄三钱，去节　甘草三钱，炙　桂枝五钱，去皮　芍药三钱　五味二钱　干姜三钱　半夏五钱　细辛二钱

水八碗，先煮麻黄，减一碗许，去上沫，纳诸药，煮取三碗，去滓，温服一碗。得效，缓后服，不知，再服。

四十八、喘咳息促，吐稀涎，脉洪数，右大于左，喉哑，是为热饮，麻杏石甘汤主之。

《金匮》谓病痰饮者，当以温药和之。盖饮属阴邪，非温不化，故饮病当温者，十有八九，然当清者，亦有一二。如此证息促，知在上焦；涎稀，知非劳伤之咳，亦非火邪之但咳无痰而喉哑者可比；右大于左，纯然肺病，此乃饮邪隔拒，心火壅遏，肺气不能下达。音出于肺，金实不鸣。故以麻黄中空而达外，杏仁中实而降里，石膏辛淡性寒，质重而气清轻，合麻杏而宣气分之郁热，甘草之甘以缓急，补土以生金也。按此方，即大青龙之去桂枝、姜、枣者也。

🌿 **麻杏石甘汤方** 辛凉甘淡法

麻黄三钱，去节　杏仁三钱，去皮尖碾细　石膏三钱，碾　甘草二钱，炙

水八杯，先煮麻黄，减二杯，去沫，纳诸药，煮取三杯，先服一杯，以喉亮为度。

四十九、支饮不得息，葶苈大枣泻肺汤主之。

支饮上壅胸膈，直阻肺气，不令下降，呼息难通，非用急法不可。故以禀金火之气，破癥瘕积聚，通利水道，性急之葶苈，急泻肺中之壅塞；然其性慓悍，药必入胃过脾，恐伤脾胃中和之气，故以守中缓中之大枣，护脾胃而监制之，使不旁伤他脏，一急一缓，一苦一甘，相须成功也。

🌿 **葶苈大枣泻肺汤** 苦辛甘法

苦葶苈三钱，炒香碾细　大枣五枚，去核

水五杯，煮成二杯，分二次服，得效，减其制，不效，再作服，衰其大半而止。

五十、饮家反渴，必重用辛，上焦加干姜、桂枝，中焦加枳实、橘皮，下焦加附子、生姜。

《金匮》谓干姜、桂枝为热药也，服之当遂渴，今反不渴者，饮也。是以不渴定其为饮，人所易知也。又云：水在肺，其人渴，是饮

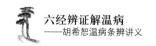

家亦有渴症，人所不知。今人见渴投凉，轻则用花粉、冬、地，重则用石膏、知母，全然不识病情。盖火咳无痰，劳咳胶痰，饮咳稀痰，兼风寒则难出，不兼风寒则易出，深则难出，浅则易出。其在上焦也，郁遏肺气，不能清肃下降，反夹心火上升烁咽，渴欲饮水，愈饮愈渴，饮后水不得行，则愈饮愈咳，愈咳愈渴，明知其为饮而渴也，用辛何妨，《内经》所谓辛能润是也。以干姜峻散肺中寒水之气，而补肺金之体，使肺气得宣，而渴止咳定矣。其在中焦也，水停心下，郁遏心气不得下降，反来上烁咽喉，又格拒肾中真液，不得上潮于喉，故嗌干而渴也。重用枳实，急通幽门，使水得下行，而脏气各安其位，各司其事，不渴不咳矣。其在下焦也，水郁膀胱，格拒真水，不得外滋上潮，且邪水旺一分，真水反亏一分，藏真水者，肾也，肾恶燥，又肾脉入心，由心入肺，从肺系上循喉咙，平人之不渴者；全赖此脉之通调，开窍于舌下玉英、廉泉，今下焦水积而肾脉不得通调，故亦渴也。附子合生姜为真武法，补北方司水之神，使邪水畅流，而真水滋生矣。大抵饮家当恶水，不渴者其病犹轻，渴者其病必重。如温热应渴，渴者犹轻，不渴者甚重，反象也。所谓加者，于应用方中，重加之也。

五十一、饮家阴吹，脉弦而迟，不得固执《金匮》法，当反用之，橘半桂苓枳姜汤主之。

《金匮》谓阴吹正喧，猪膏发煎主之。盖以胃中津液不足，大肠津液枯槁，气不后行，逼走前阴，故重用润法，俾津液充足流行，浊气仍归旧路矣。若饮家之阴吹，则大不然。盖痰饮蟠踞中焦，必有不

寐、不食、不饥、不便、恶水等证，脉不数而迟弦，其为非津液之枯
槁，乃津液之积聚胃口可知。故用九窍不和，皆属胃病例，峻通胃液
下行，使大肠得胃中津液滋润，而病如失矣。此证系余治验，故附录
于此，以开一条门径。

橘半桂苓枳姜汤 苦辛淡法

半夏二两　　小枳实一两　　橘皮六钱　　桂枝一两　　茯苓块六钱　　生姜六钱

甘澜水十碗，煮成四碗，分四次，日三夜一服，以愈为度。愈
后以温中补脾，使饮不聚为要。其下焦虚寒者，温下焦。肥人用温燥
法，瘦人用温平法。

按： 痰饮有四，除久留之伏饮，非因暑湿暴得者不议外；悬饮
已见于伏暑例中，暑饮相搏，见上焦篇第二十九条；兹特补支饮、溢
饮之由，及暑湿暴得者，望医者及时去病，以免留伏之患。并补《金
匮》所未及者二条，以开后学读书之法。《金匮》溢饮条下谓大青龙
汤主之，小青龙汤亦主之。注家俱不甚晰，何以同一溢饮，而用寒用
热，两不相侔哉？按大青龙有石膏、杏仁、生姜、大枣，而无干姜、
细辛、五味、半夏、白芍。盖大青龙主脉洪数、面赤喉哑之热饮，小
青龙主脉弦紧、不渴之寒饮也。由此类推，"胸中有微饮，苓桂术甘
汤主之，肾气丸亦主之"。苓桂术甘，外饮治脾也；肾气丸，内饮治
肾也。再胸痹门中，"胸痹心中痞，留气结在胸，胸满，胁下逆抢心，
枳实薤白汤主之，人参汤亦主之"，又何以一通一补，而主一胸痹
乎？盖胸痹因寒湿痰饮之实证，则宜通阳，补之不惟不愈，人参增气
且致喘满；若无风寒痰饮之外因、不内外因，但系胸中清阳之气不足
而痹痛者，如苦读书而妄想，好歌曲而无度，重伤胸中阳气者，老人
清阳日薄者，若再以薤白、瓜蒌、枳实，滑之、泻之、通之，是速之

成劳也，断非人参汤不可。学人能从此类推，方不死于句下，方可与言读书也。

五十二、暴感寒湿成疝，寒热往来，脉弦反数，舌白滑，或无苔不渴，当脐痛，或胁下痛，椒桂汤主之。

此小邪中里证也。疝，气结如山也。此肝脏本虚，或素有肝郁，或因暴怒，又猝感寒湿，秋月多得之。既有寒热之表证，又有脐痛之里证，表里俱急，不得不用两解。方以川椒、吴萸、小茴香直入肝脏之里，又芳香化浊流气；以柴胡从少阳领邪出表，病在肝治胆也；又以桂枝协济柴胡者，病在少阴，治在太阳也，经所谓病在脏治其腑之义也，况又有寒热之表证乎！佐以青皮、广皮，从中达外，峻伐肝邪也；使以良姜，温下焦之里也，水用急流，驱浊阴使无留滞也。

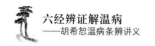 **椒桂汤方** 苦辛通法

川椒六钱，炒黑　桂枝六钱　良姜三钱　柴胡六钱　小茴香四钱　广皮三钱
吴茱萸四钱，泡淡　青皮三钱

急流水八碗，煮成三碗，温服一碗，覆被令微汗佳；不汗，服第二碗，接饮生姜汤促之；得汗，次早服第三碗，不必覆被再令汗。

五十三、寒疝脉弦紧，胁下偏痛，发热，大黄附子汤主之。

此邪居厥阴，表里俱急，故用温下法以两解之也。脉弦为肝郁，

紧，里寒也；胁下偏痛，肝胆经络为寒湿所搏，郁于血分而为痛也；发热者，胆因肝而郁也。故用附子温里通阳，细辛暖水脏而散寒湿之邪；肝胆无出路，故用大黄，借胃腑以为出路也；大黄之苦，合附子、细辛之辛，苦与辛合，能降能通，通则不痛也。

🔅 大黄附子汤方 苦辛温下法

大黄五钱　　熟附子五钱　　细辛三钱

水五杯，煮取两杯，分温二服。原方分量甚重，此则从时改轻，临时对证斟酌。

五十四、寒疝少腹或脐旁，下引睾丸，或掣胁，下掣腰，痛不可忍者，天台乌药散主之。

此寒湿客于肝肾小肠而为病，故方用温通足厥阴、手太阳之药也。乌药去膀胱冷气，能消肿止痛；木香透络定痛；青皮行气伐肝；良姜温脏劫寒；茴香温关元，暖腰肾，又能透络定痛；槟榔至坚，直达肛门，散结气，使坚者溃，聚者散，引诸药逐浊气，由肛门而出；川楝导小肠湿热，由小便下行，炒以斩关夺门之巴豆，用气味而不用形质，使巴豆帅气药散无形之寒，随槟榔下出肛门；川楝得巴豆迅烈之气，逐有形之湿，从小便而去，俾有形无形之结邪，一齐解散而病根拔矣。

按：疝瘕之证尚多，以其因于寒湿，故因下焦寒湿而类及三条，略示门径，直接中焦篇腹满腹痛等证。古人良法甚伙，而张子和专主于下，本之《金匮》病至其年月日时复发者当下之例，而方则从大黄附子汤悟入，并将淋、带、痔疮、癃闭等证，悉收入疝门，盖皆下焦寒湿、湿热居多。而叶氏于妇科久病癥瘕，则以通补奇经，温养肝肾为主，盖本之《内经》"任脉为病，男子七疝，女子带下瘕聚"也。此外良法甚多，学人当于各家求之，兹不备载。

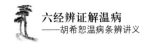 **天合乌药散方**苦辛热急通法

乌药五钱　木香五钱　小茴香五钱，炒黑　良姜五钱，炒　青皮五钱　川楝子十枚　巴豆七十二粒　槟榔五钱

先以巴豆微打破，加麸数合，炒川楝子，以巴豆黑透为度，去巴豆、麸子不用，但以川楝同前药为极细末，黄酒和服一钱。不能饮者，姜汤代之。重者日再服，痛不可忍者，日三服。

湿 温

五十五、湿温久羁，三焦弥漫，神昏窍阻，少腹硬满，大便不下，宣清导浊汤主之。

此湿久郁结于下焦气分，闭塞不通之象，故用能升、能降、苦泄滞、淡渗湿之猪苓，合甘少淡多之茯苓，以渗湿利气；寒水石色白性寒，由肺直达肛门，宣湿清热，盖膀胱主气化，肺开气化之源，肺藏魄，肛门曰魄门，肺与大肠相表里之义也；晚蚕砂化浊中清气，大凡肉体未有死而不腐者，蚕则僵而不腐，得清气之纯粹者也，故其粪不臭不变色，得蚕之纯清，虽走浊道而清气独全，既能下走少腹之浊部，又能化浊湿而使之归清，以己之正，正人之不正也，用晚者，本年再生之蚕，取其生化最速也；皂荚辛咸性燥，入肺与大肠，金能退暑，燥能除湿，辛能通上下关窍，子更直达下焦，通大便之虚闭，合之前药，俾郁结之湿邪，由大便而一齐解散矣。二苓、寒石，化无形之气；蚕砂、皂子，逐有形之湿也。

宣清导浊汤苦辛淡法

猪苓五钱　茯苓六钱　寒水石六钱　晚蚕砂四钱　皂荚子去皮，三钱

水五杯，煮成两杯，分二次服，以大便通快为度。

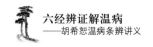

五十六、湿凝气阻，三焦俱闭，二便不通，半硫丸主之。

热伤气，湿亦伤气者何？热伤气者，肺主气而属金，火克金则肺所主之气伤矣。湿伤气者，肺主天气，脾主地气，俱属太阴湿土，湿气太过，反伤本脏化气，湿久浊凝，至于下焦，气不惟伤而且阻矣。气为湿阻，故二便不通，今人之通大便，悉用大黄，不知大黄性寒，主热结有形之燥粪；若湿阻无形之气，气既伤而且阻，非温补真阳不可。硫黄热而不燥，能疏利大肠，半夏能入阴，燥胜湿，辛下气，温开郁，三焦通而二便利矣。按：上条之便闭，偏于湿重，故以行湿为主；此条之便闭，偏于气虚，故以补气为主。盖肾司二便，肾中真阳为湿所困，久而弥虚，失其本然之职，故助之以硫黄；肝主疏泄，风湿相为胜负，风胜则湿行，湿凝则风息，而失其疏泄之能，故通之以半夏。若湿尽热结，实有燥粪不下，则又不能不用大黄矣。学人详审其证可也。

半硫丸酸辛温法

石硫黄硫黄有三种：土黄、水黄、石黄也，入药必须用产于石者。土黄土纹，水黄直丝，色皆滞暗而臭；惟石硫黄方棱石纹而有宝光，不臭，仙家谓之黄矾，其形大势如矾。按：硫黄感日之精，聚土之液，相结而成，生于艮土者佳，艮土者，少土也，其色晶莹，其气清而毒小。生于坤土者恶，坤土者，老土也，秽浊之所归也，其色板滞，其气浊而毒重，不堪入药，只可作火药用。石黄产于外洋，来自舶上，所谓倭黄是也。入莱菔内煮六时则毒去　半夏制

上二味，各等分为细末，蒸饼为丸梧子大，每服一二钱，白开水送下按：半硫丸通虚闭，若久久便溏，服半硫丸亦能成条，皆其补肾燥湿之功也。

五十七、浊湿久留，下注于肛，气闭，肛门坠痛，胃不喜食，舌苔腐白，术附汤主之。

此浊湿久留肠胃，至肾阳亦困，而肛门坠痛也。肛门之脉曰尻，肾虚则痛，气结亦痛。但气结之痛有二：寒湿、热湿也。热湿气实之坠痛，如滞下门中用黄连、槟榔之证是也。此则气虚而为寒湿所闭，故以参、附峻补肾中元阳之气，姜、术补脾中健运之气，朴、橘行浊湿之滞气，俾虚者充，闭者通，浊者行，而坠痛自止，胃开进食矣。按：肛痛有得之大恐或房劳者，治以参、鹿之属，证属虚劳，与此对勘，故并及之。再此条应入寒湿门，以与上三条有互相发明之妙，故列于此，以便学人之触悟也。

术附汤方苦辛温法

生茅术五钱　人参二钱　厚朴三钱　生附子三钱　炮姜三钱　广皮三钱

水五杯，煮成两杯，先服一杯；约三时，再服一杯，以肛痛愈为度。

五十八、疟邪久羁，因疟成劳，谓之劳疟；络虚而痛，阳虚而胀，胁有疟母，邪留正伤，加味异功汤主之。

此证气血两伤，经云：劳者温之。故以异功温补中焦之气，归、桂合异功温养下焦之血，以姜、枣调和营卫，使气血相生，而劳疟自愈。此方补气人所易见，补血人所不知。经谓：中焦受气，取汁变化而赤，是谓血。凡阴阳两伤者，必于气中补血，定例也。

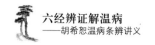 辛甘温阳法

人参三钱　　当归一钱五分　　肉桂一钱五分　　灵甘草二钱　　茯苓三钱　　于术三

钱,炒焦　　生姜三钱　　大枣二枚,去核　　广皮二钱

水五杯,煮成两杯,渣再煮一杯,分三次服。

五十九、疟久不解，胁下成块，谓之疟母，鳖甲煎丸主之。

疟邪久扰，正气必虚，清阳失转运之机，浊阴生窃踞之渐，气闭则痰凝血滞而块势成矣。胁下乃少阳、厥阴所过之地，按少阳、厥阴为枢，疟不离乎肝胆，久扰则脏腑皆困，转枢失职，故结成积块，居于所部之分。谓之疟母者，以其由疟而成，且无已时也。按《金匮》原文：病疟以月一日发，当以十五日愈；设不瘥，当月尽解；如其不瘥，当云何？此结为癥瘕，名曰疟母，急治之，宜鳖甲煎丸。盖人身之气血与天地相应，故疟邪之着于人身也，其盈缩进退，亦必与天地相应。如月一日发者，发于黑昼月廓空时，气之虚也，当俟十五日愈。五者，生数之终；十者，成数之极；生成之盈数相会，五日一元，十五日三元一周，一气来复。白昼月廓满之时，天气实而人气复，邪气退而病当愈，设不瘥，必俟天气再转，当于月尽解。如其不瘥，又当云何？然月自亏而满，阴已盈而阳已缩；自满而亏，阳已长而阴已消；天地阴阳之盈缩消长已周，病尚不愈，是本身之气血，不能与天地之化机相为流转，日久根深，牢不可破，故宜急治也。

鳖甲煎丸方

鳖甲十二分，炙　乌扇三分，烧　黄芩三分　柴胡六分　鼠妇三分，熬　干姜三分　大黄三分　芍药五分　桂枝三分　葶苈一分，熬　石苇三分，去毛　厚朴三分　牡丹皮五分　瞿麦二分　紫葳三分　半夏一分　人参一分　䗪虫五分，熬　阿胶三分，炒　蜂窝四分，炙　赤硝十二分　蜣螂六分，熬　桃仁二分

上二十三味，为细末。取灶下灰一斗，清酒一斛五斗，浸灰，俟酒尽一半，着鳖甲于中，煮令泛烂如胶漆，绞取汁，纳诸药煎为丸，如梧子大。空心服七丸，日三服。

方论：此辛苦通降，咸走络法。鳖甲煎丸者，君鳖甲而以煎成丸也，与他丸法迥异，故曰煎丸。方以鳖甲为君者，以鳖甲守神入里，专入肝经血分，能消癥瘕。领带四虫，深入脏络，飞者升，走者降，飞者兼走络中气分，走者纯走络中血分。助以桃仁、丹皮、紫葳之破满行血，辅以葶苈、石苇、瞿麦之行气渗湿，臣以小柴胡、桂枝二汤，总去三阳经未结之邪；大承气急驱入腑已结之渣滓；佐以人参、干姜、阿胶，护养鼓荡气血之正，俾邪无容留之地，而深入脏络之病根拔矣。按小柴胡汤中有甘草，大承气汤中有枳实，仲景之所以去甘草，畏其太缓，凡走络药不须守法；去枳实，畏其太急而直走肠胃，亦非络药所宜也。

六十、太阴三疟，腹胀不渴，呕水，温脾汤主之。

三疟本系深入脏真之痼疾，往往经年不愈，现脾胃症，犹属稍轻。腹胀不渴，脾寒也，故以草果温太阴独胜之寒，辅以厚朴消胀。呕水者，胃寒也。故以生姜降逆，辅以茯苓渗湿而养正。蜀漆乃常山

苗，其性急走疟邪，导以桂枝，外达太阳也。

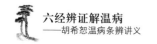 **温脾汤方**苦辛温里法

草果二钱　桂枝三钱　生姜五钱　茯苓五钱　蜀漆三钱，炒　厚朴三钱

水五杯，煮取两杯，分二次温服。

六十一、少阴三疟，久而不愈，形寒嗜卧，舌淡脉微，发时不渴，气血两虚，扶阳汤主之。

《疟论》篇：黄帝问曰：时有间二日，或至数日发，或渴或不渴，其故何也？岐伯曰：其间日者，邪气客于六腑，而有时与卫气相失，不能相得，故休数日乃作也。疟者，阴阳更胜也。或甚或不甚，故或渴或不渴。《刺疟》篇曰：足少阴之疟，令人呕吐甚，多寒热，热多寒少，欲闭户牖而处，其病难已。夫少阴疟，邪入至深，本难速已；三疟又系积重难反，与卫气相失之证，久不愈，其常也。既已久不愈矣，气也，血也，有不随时日耗散也哉！形寒嗜卧，少阴本证，舌淡脉微不渴，阳微之象。故以鹿茸为君，峻补督脉，一者八脉丽于肝肾，少阴虚，则八脉亦虚；一者督脉总督诸阳，为卫气之根本。人参、附子、桂枝，随鹿茸而峻补太阳，以实卫气；当归随鹿茸以补血中之气，通阴中之阳；单以蜀漆一味，急提难出之疟邪，随诸阳药努力奋争，由卫而出。阴脏阴证，故汤以扶阳为名。

扶阳汤辛甘温阳法

鹿茸五钱，生锉末，先用黄酒煎得　熟附子三钱　人参二钱　粗桂枝三钱　当

归二钱　　蜀漆三钱，炒黑

水八杯，加入鹿茸酒，煎成三小杯，日三服。

六十二、厥阴三疟，日久不已，劳则发热，或有痞结，气逆欲呕，减味乌梅丸法主之。

凡厥阴病甚，未有不犯阳明者。邪不深不成三疟，三疟本有难已之势，既久不已，阴阳两伤。劳则内发热者，阴气伤也；痞结者，阴邪也；气逆欲呕者，厥阴犯阳明，而阳明之阳将惫也。故以乌梅丸法之刚柔并用，柔以救阴，而顺厥阴刚脏之体，刚以救阳，而充阳明阳腑之体也。

减味乌梅丸法酸苦为阴，辛甘为阳复法。以下方中无分量，以分量本难预订，用者临时斟酌可也。

半夏　黄连　干姜　吴萸　茯苓　桂枝　白芍　川椒炒黑　乌梅

按：疟痢两门，日久不治，暑湿之邪，与下焦气血混处者：或偏阴偏阳、偏刚偏柔；或宜补宜泻，宜通宜涩；或从太阴，或从少阴，或从厥阴，或护阳明，其证至杂至多，不及备载。本论原为温暑而设，附录数条于湿温门中者，以见疟痢之原起于暑湿，俾学人识得源头，使杂症有所统属，粗具规模而已。欲求美备，勤绎各家。

六十三、酒客久痢，饮食不减，茵陈白芷汤主之。

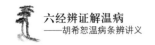

久痢无他证，而且能饮食如故，知其病之未伤脏真胃土，而在肠中也；痢久不止者，酒客湿热下注，故以风药之辛，佐以苦味入肠，芳香凉淡也。盖辛能胜湿而升脾阳，苦能渗湿清热，芳香悦脾而燥湿，凉能清热，淡能渗湿也，俾湿热去而脾阳升，痢自止矣。

茵陈白芷汤方 苦辛淡法

绵茵陈　白芷　北秦皮　茯苓皮　黄柏　藿香

六十四、老年久痢，脾阳受伤，食滑便溏，肾阳亦衰，双补汤主之。

老年下虚久痢，伤脾而及肾，食滑便溏，亦系脾肾两伤。无腹痛、肛坠、气胀等证，邪少虚多矣。故以人参、山药、茯苓、莲子、芡实甘温而淡者补脾渗湿，再莲子、芡实水中之谷，补土而不克水者也；以补骨、苁蓉、巴戟、菟丝、覆盆、萸肉、五味酸甘微辛者升补肾脏阴中之阳，而兼能益精气安五脏者也。此条与上条当对看。上条以酒客久痢，脏真未伤，而湿热尚重，故虽日久，仍以清热渗湿为主；此条以老年久痢，湿热无多，而脏真已欠，故虽滞下不净，一以补脏固正立法，于此亦可以悟治病之必先识证也。

双补汤方 复方也，法见注中

人参　山药　茯苓　莲子　芡实　补骨脂　苁蓉　萸肉　五味子
巴戟天　菟丝子　覆盆子

六十五、久痢小便不通，厌食欲呕，加减理阴煎主之。

此由阳而伤及阴也。小便不通，阴液涸矣；厌食欲呕，脾胃两阳败矣。故以熟地、白芍、五味收三阴之阴，附子通肾阳，炮姜理脾阳，茯苓理胃阳也。按原方通守兼施，刚柔互用，而名理阴煎者，意在偏护阴也。熟地守下焦血分，甘草守中焦气分，当归通下焦血分，炮姜通中焦气分，盖气能统血，由气分之通，及血分之守，此其所以为理也。此方去甘草、当归，加白芍、五味、附子、茯苓者，为其厌食欲呕也。若久痢阳不见伤，无食少欲呕之象，但阴伤甚者，又可以去刚增柔矣。用成方总以活泼流动，对证审药为要。

加减理阴煎方　辛淡为阳，酸甘化阴复法。凡复法，皆久病未可以一法了事者。

熟地　白芍　附子　五味　炮姜　茯苓

六十六、久痢带瘀血，肛中气坠，腹中不痛，断下渗湿汤主之。

此涩血分之法也。腹不痛，无积滞可知，无积滞，故用涩也。然腹中虽无积滞，而肛门下坠，痢带瘀血，是气分之湿热久而入于血分，故重用樗根皮之苦燥湿、寒胜热。涩以断下，专入血分而涩血为君；地榆得先春之气，木火之精，去瘀生新；茅术、黄柏、赤苓、猪苓开膀胱，使气分之湿热，由前阴而去，不致遗留于血分也，楂肉亦为化瘀而设，银花为败毒而然。

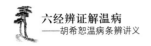

断下渗湿汤方苦辛淡法

樗根皮一两，炒黑　生茅术一钱　生黄柏一钱　地榆一钱五分，炒黑　楂肉

三钱，炒黑　银花一钱五分，炒黑　赤苓三钱　猪苓一钱五分

水八杯，煮成三杯，分三次服。

六十七、下痢无度，脉微细，肢厥，不进食，桃花汤主之。

此涩阳明阳分法也。下痢无度，关闸不藏，脉微细，肢厥，阳欲脱也。故以赤石脂急涩下焦，粳米合石脂堵截阳明，干姜温里而回阳，俾痢止则阴留，阴留则阳斯恋矣。

桃花方方法见温热下焦篇

六十八、久痢，阴伤气陷，肛坠尻酸，地黄余粮汤主之。

此涩少阴阴分法也。肛门坠而尻脉酸，肾虚而津液消亡之象。故以熟地、五味补肾而酸甘化阴；余粮固涩下焦，而酸可除，坠可止，痢可愈也。（按石脂、余粮，皆系石药而性涩，桃花汤用石脂，不用余粮，此则用余粮而不用石脂。盖石脂甘温，桃花温剂也；余粮甘平，此方救阴剂也，无取乎温而有取乎平也）

地黄余粮汤方 酸甘兼涩法

熟地黄　禹余粮　五味子

六十九、久痢伤肾，下焦不固，肠腻滑下，纳谷运迟，三神丸主之。

此涩少阴阴中之阳法也。肠腻滑下，知下焦之不固；纳运谷迟，在久痢之后，不惟脾阳不运，而肾中真阳亦衰矣。故用三神丸温补肾阳，五味兼收其阴，肉果涩自滑之脱也。

三神丸方 酸甘辛温兼涩法，亦复方也

五味子　补骨脂　肉果 去净油

七十、久痢伤阴，口渴舌干，微热微咳，人参乌梅汤主之。

口渴微咳于久痢之后，无湿热客邪款证，故知其阴液太伤，热病液涸，急以救阴为务。

人参乌梅汤 酸甘化阴法

人参　莲子 炒　灵甘草　乌梅　木瓜　山药

按：此方于救阴之中，仍然兼护脾胃。若液亏甚而土无他病者，则去山药、莲子，加生地、麦冬，又一法也。

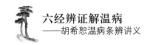

七十一、痢久阴阳两伤，少腹肛坠，腰胯脊髀痠痛，由脏腑伤及奇经，参茸汤主之。

少腹坠，冲脉虚也；肛坠，下焦之阴虚也。腰，肾之府也；胯，胆之穴也谓环跳；脊，太阳夹督脉之部也；髀，阳明部也；俱痠痛者，由阴络而伤及奇经也。参补阳明，鹿补督脉，归、茴补冲脉，菟丝、附子升少阴，杜仲主腰痛，俾八脉有权，肝肾有养，而痛可止，坠可升提也。

参茸汤辛甘温法

人参　鹿茸　附子　当归炒　茴香炒　菟丝子　杜仲

按：此方虽曰阴阳两补，而偏于阳。若其人但坠而不腰脊痛，偏于阴伤多者，可于本方去附子，加补骨脂，又一法也。

七十二、久痢伤及厥阴，上犯阳明，气上撞心，饥不欲食，干呕腹痛，乌梅丸主之。

肝为刚脏，内寄相火，非纯刚所能折；阳明腑，非刚药不复其体。仲景厥阴篇中，列乌梅丸治木犯阳明之吐蛔，自注曰：又主久痢方。然久痢之症不一，亦非可一概用之者也。叶氏于木犯阳明之疟痢，必用其法而化裁之，大抵柔则加白芍、木瓜之类，刚则加吴萸、香附之类，多不用桂枝、细辛、黄柏，其与久痢纯然厥阴见证，而无犯阳明之呕而不食撞心者，则又纯乎用柔，是治厥阴久痢之又一法也。按泻心寒热并用，而乌梅丸则又寒热刚柔并用矣。盖泻心治胸膈间病，犹非纯在厥阴也，不过肝脉络胸耳。若乌梅丸则治厥阴，防少阳，护阳明之全剂。

乌梅丸方酸甘辛苦复法，酸甘化阴，辛苦通降，又辛甘为阳，酸苦为阴。

乌梅　细辛　干姜　黄连　当归　附子　蜀椒炒焦，去汗　桂枝　人参　黄柏

此乌梅丸本方也。独无论者，以前贤名注林立，兹不再赘。分量制法，悉载《伤寒论》中。

七十三、休息痢经年不愈，下焦阴阳皆虚，不能收摄，少腹气结，有似癥瘕，参芍汤主之。

休息痢者，或作或止，止而复作，故名休息，古称难治。所以然者，正气尚旺之人，即受暑、湿、水、谷、血、食之邪太重，必日数十行，而为胀、为痛、为里急后重等证，必不或作或辍也。其成休息证者，大抵有二，皆以正虚之故。一则正虚留邪在络，至其年月日时复发，而见积滞腹痛之实证者，可遵仲景凡病至其年月日时复发者当下之例，而用少少温下法，兼通络脉，以去其隐伏之邪；或丸药缓攻，俟积尽而即补之；或攻补兼施，中下并治，此虚中之实证也。一则纯然虚证，以痢久、滑泄太过，下焦阴阳两伤，气结似乎癥瘕，而实非癥瘕，舍温补其何从！故以参、苓、炙草守补中焦，参、附固下焦之阳，白芍、五味收三阴之阴，而以少阴为主，盖肾司二便也。汤名参芍者，取阴阳兼固之义也。

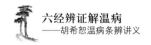 **参芍汤方** 辛甘为阳，酸甘化阴复法

人参　白芍　附子　茯苓　炙甘草　五味子

七十四、噤口痢，热气上冲，肠中逆阻似闭，腹痛在下尤甚者，白头翁汤主之。

此噤口痢之实证，而偏于热重之方也。

白头翁汤方 注见前

七十五、噤口痢，左脉细数，右手脉弦，干呕腹痛，里急后重，积下不爽，加减泻心汤主之。

此亦噤口痢之实证，而偏于湿热太重者也。脉细数，温热着里之象；右手弦者，木入土中之象也。故以泻心去守中之品，而补以运之，辛以开之，苦以降之；加银花之败热毒，楂炭之克血积，木香之通气积，白芍以收阴气，更能于土中拔木也。

加减泻心汤方 苦辛寒法

川连　黄芩　干姜　银花　楂炭　白芍　木香汁

七十六、噤口痢，呕恶不饥，积少痛缓，形衰脉弦，舌白不渴，加味参苓白术散主之。

此噤口痢邪少虚多，治中焦之法也。积少痛缓，则知邪少；舌白者无热；形衰不渴，不饥不食，则知胃关欲闭矣；脉弦者，《金匮》谓：弦则为减，盖谓阴精阳气俱不足也。《灵枢》谓：诸小脉者，阴阳形气俱不足，勿取以针，调以甘药也。仲景实本于此而作建中汤，治诸虚不足，为一切虚劳之祖方。李东垣又从此化出补中益气、升阳益气，清暑益气等汤，皆甘温除大热法，究不若建中之纯，盖建中以德胜，而补中以才胜者也。调以甘药者，十二经皆秉气于胃，胃复则十二经之诸虚不足，皆可复也。叶氏治虚多脉弦之噤口痢，仿古之参苓白术散而加之者，亦同诸虚不足调以甘药之义，又从仲景、东垣两法化出，而以急复胃气为要者也。

加味参苓白术散方本方甘淡微苦法，加则辛甘化阳，芳香悦脾，微辛以通，微苦以降也。

人参二钱　白术一钱五分，炒焦　茯苓一钱五分　扁豆二钱，炒　薏仁一钱五分
桔梗一钱　砂仁七分，炒　炮姜一钱　肉豆蔻一钱　灵甘草五分

共为极细末，每服一钱五分，香粳米汤调服，日二次。

方论：参苓白术散原方兼治脾胃，而以胃为主者也，其功但止土虚无邪之泄泻而已。此方则通宣三焦，提上焦，涩下焦，而以醒中焦为要者也。参、苓、白术加炙草，则成四君矣。按四君以参、苓为胃中通药胃者腑也，腑以通为补也；白术、炙草，为脾经守药，脾者脏也，脏以守为补也。茯苓淡渗，下达膀胱，为通中之通；人参甘苦，益肺胃之气，为通中之守；白术苦能渗湿，为守中之通；甘草纯甘，不兼他味，又为守中之守也，合四君为脾胃为两补之方。加扁豆、薏仁以补肺胃之体，炮姜以补脾肾之用；桔梗从上焦开提清气，砂仁、肉蔻从下焦固涩浊气，二物皆芳香能涩滑脱，而又能通下焦之郁滞，

兼醒脾阳也。为末，取其留中也。引以香粳米，亦以其芳香悦土，以胃所喜为补也，上下斡旋，无非冀胃气渐醒，可以转危为安也。

七十七、噤口痢，胃关不开，由于肾关不开者，肉苁蓉汤主之。

此噤口痢邪少虚多，治下焦之法也。盖噤口日久，有责在胃者，上条是也；亦有由于肾关不开，而胃关愈闭者，则当以下焦为主。方之重用苁蓉者，以苁蓉感马精而生，精血所生之草而有肉者也。马为火畜，精为水阴，禀少阴水火之气而归于太阴坤土之药，其性温润平和，有从容之意，故得从容之名，补下焦阳中之阴有殊功。《本经》称其强阴益精，消癥瘕。强阴者，火气也；益精者，水气也，癥瘕乃气血积聚有形之邪，水火既济，中土气盛，而积聚自消。兹以噤口痢阴阳俱损，水土两伤，而又滞下之积聚未清，苁蓉乃确当之品也；佐以附子补阴中之阳，人参、干姜补土，当归、白芍补肝肾，芍用桂制者，恐其呆滞，且束入少阴血分也。

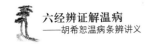 **肉苁蓉汤** 辛甘法

肉苁蓉一两，泡淡　　附子二钱　　人参二钱　　干姜炭二钱　　当归二钱　　白芍三钱，肉桂汤浸炒

水八杯，煮取三杯，分三次缓缓服，胃稍开，再作服。

秋　燥

七十八、燥久伤及肝肾之阴，上盛下虚，昼凉夜热，或干咳，或不咳，甚则痉厥者，三甲复脉汤主之，定风珠亦主之，专翁大生膏亦主之。

肾主五液而恶燥，或由外感邪气久羁而伤及肾阴，或不由外感而内伤致燥，均以培养津液为主。肝木全赖肾水滋养，肾水枯竭，肝断不能独治。所谓乙癸同源，故肝肾并称也。三方由浅入深，定风浓于复脉，皆用汤，从急治。专翁取乾坤之静，多用血肉之品，熬膏为丸，从缓治。盖下焦深远，草木无情，故用有情缓治。再暴虚易复者，则用二汤；久虚难复者，则用专翁。专翁之妙，以下焦丧失皆腥臭脂膏，即以腥臭脂膏补之，较之丹溪之知柏地黄。云：治雷龙之火，而安肾燥，明眼自能辨之。盖凡甘能补，凡苦能泻，独不知苦先入心，其化以燥乎！再雷龙不能以刚药直折也，肾水足则静，自能安其专翁之性；肾水亏则动而燥，因燥而躁也。善安雷龙者，莫如专翁，观者察之。

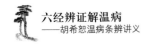

三甲复脉汤、定风珠 并见前

专翕大生膏 酸甘咸法

人参二斤，无力者以制洋参代之　茯苓二斤　龟板一斤，另熬胶　乌骨鸡一对　鳖甲一斤，另熬胶　牡蛎一斤　鲍鱼二斤　海参二斤　白芍二斤　五味子半斤　萸肉半斤　羊腰子八对　猪脊髓一斤　鸡子黄二十圆　阿胶二斤　莲子二斤　芡实三斤　熟地黄三斤　沙苑蒺藜一斤　白蜜一斤　枸杞子一斤，炒黑

上药分四铜锅，忌用铁器搅，搅用铜勺。以有情归有情者二，无情归无情者二，文火细炼三昼夜，去渣；再熬六昼夜；陆续合为一锅，煎炼成膏，末下三胶，合蜜和匀，以方中有粉无汁之茯苓、白芍、莲子、芡实为细末，合膏为丸。每服二钱，渐加至三钱，日三服，约一日一两，期年为度。每殒胎必三月，肝虚而热者，加天冬一斤、桑寄生一斤，同熬膏，再加鹿茸二十四两为末。本方以阴生于八，成于七，故用三七二十五之奇方，守阴也。加方以阴生于七，成于八，三八二十四之偶方，以生胎之阳也。古法通方多用偶，守法多用奇，阴阳互也。

附录2：胡希恕"《温病条辨》约言录"

上焦篇约言录

温病的大意及其特征：

简言之即是热病。凡流行性感冒，偏于热证者均属之。《伤寒论》曰"太阳病发热而渴，不恶寒者，为温病"，此病初起即表里俱热，故出此证候，以示与一般表证的不同。

本书谓温病始于上焦，在手太阴，亦以火性炎上、热盛初必伤肺，故出此论。至谓"脉不缓不紧而动数，或两寸独大，尺肤热，头痛，微恶风寒，身热，自汗，口渴，或不渴而咳，午后热甚者，名曰温病"，乃把或然见证统言在内，其实与伤寒所述并无区别。

治疗述要：

既名有风温、温热、温疫、温毒、暑温、湿温、秋燥、冬温、温疟的不同，而治须别在卫、在营、偏表、偏里之各异，今列示其为治概要如次。

风温、温热、温疫、温毒、冬温，名虽不同，概属温热例，而治无异：始发在卫，若偏于表，身热而渴者，宜银翘散；热渴微而咳者，宜桑菊饮。若偏于里，渴甚汗多，脉浮洪舌黄者，宜白虎汤；若兼虚，脉芤大或数大者，宜白虎加人参汤；若有炎性机转而为懊憹不安者，宜栀子豉汤；若痰涎壅盛逆满欲呕者，宜瓜蒂散。邪干营分，舌绛而干，反不渴者，应以清营汤为主治；发斑者，宜化斑汤；发疹者，宜银翘散去豆豉，加生地、丹皮、大青叶、元参等品主之；神昏谵语者，宜清宫汤、牛黄丸、紫雪丹、局方至宝丹等法。若气血两燔，应以玉女煎去牛膝加元参两解佳；血从上溢，可与犀角地黄汤合银翘散服之。

　　暑兼热湿，偏于热者为暑温，偏于湿者为湿温，即《金匮要略》所谓中暍、中湿之证；若热为湿恋，湿因热结，两相平等者，亦即《金匮要略》风湿相搏之证；脉洪大，口渴甚，汗大出者，乃纯热无湿，仍归前之温热例，于法宜清，以白虎汤为主治。若热为湿阻，而不得汗者，宜新加香薷饮；发汗后余邪不了了者，可与清络饮以消息之；若热湿结于里，无表证者，宜白虎加术汤；若汗多，脉散大，喘喝欲脱者，宜生脉散以敛脉。暑温上逆于肺必咳，咳而无痰，偏于火而不兼湿，声当清高，可与清络饮加甘、桔、杏仁、麦冬方，清热润燥为治；若咳而痰多，或不渴，或渴不多饮者，此为兼湿多饮之候，宜小半夏加茯苓更加厚朴杏仁汤治之，以上犹邪只在卫。若已干营分，烦渴舌赤，夜寐不安，时谵语，目或开不闭，或闭不开，此宜清营汤主之；若但热无寒，谵语神昏，则宜安宫、紫雪之属，通窍清热为急。若寒热，舌白不渴，吐血者，为热湿俱甚、气血俱困之象，名曰暑瘵，为难治，可与清络饮加杏仁薏仁滑石汤。小儿中暑，卒然痉厥，名曰暑痫，宜清营汤，或少与紫雪丹，大人暑痫，亦同上法；手足瘛疭，可与清营汤加钩藤、丹皮、羚羊角治之。

　　长夏受暑过夏而发者为伏暑。舌白口渴无汗者，此邪在气分表实之证，宜银翘散去牛蒡子，加杏仁、滑石主之；若舌赤、口渴、无汗者，为邪已干血分，宜银翘散加生地、丹皮、赤芍、麦冬主之；舌白、口渴、自汗出者，此邪在气分表虚之证，宜银翘散去牛蒡子、芥穗，加杏仁、石膏、黄芩主之；但脉洪大，渴甚，汗多时，仍宜用白虎法。

然如舌赤，口渴，汗多者，邪已内干血分，宜与加减生脉散。

湿温，头痛寒热，身重疼痛，舌白不渴，面黄，胸闷等症，久久不去，乃湿滞热郁之候，可与三仁汤；但实者，可与一物瓜蒂汤；湿温误汗而致神昏肢逆者，宜清宫汤去莲心、麦冬，加银花、赤小豆皮，煎送至宝、紫雪辈；若湿温犯肺、喉阻咽痛者，宜银翘马勃散；气郁而哕者，宜宣痹汤；浊唾痰多、喘息不宁者，宜苇茎汤加滑石、杏仁。

以上三者，证本同源，宜前后互参，不可偏执。

温疟为疟疾偏于热者，骨节疼烦，时呕，其脉如平，但热不寒者，宜白虎加桂枝汤主之；若但热不寒，或热多寒少，舌干口渴者，为瘅疟，可与五汁饮以救阴；若舌白、渴饮，咳嗽频仍，寒从背起者，乃伏暑所致，名曰肺疟，为病之最浅者，宜与杏仁汤；若深陷血分，热多昏狂，谵语烦渴，舌赤中黄，脉弱而数，名曰心疟，宜加减银翘散；若更舌浊、口气重者，则宜安宫牛黄丸。

秋燥所出各证，均属风热伤肺一类，书中谓为伏气化火所致病，其亦为温热之属可知。脉数大，发热而咳者，桑杏汤、桑菊饮均可服；若津燥咽喉不利者，宜沙参麦冬汤；若表实无汗，而致目赤、咽痛者，宜翘荷汤；若喘呕咳逆、口燥而渴者，可与清燥救肺汤。总之，热盛未有不伤津者，以燥论病，亦取津涸火炎之义。至以下补述秋燥胜气为病，不外风寒感冒之属，可治从伤寒例，故不复赘。

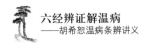

中焦篇约言录

本篇主述胃肠间病。

风温、温热、温疫、温毒、冬温乃指热结于里的阳明实证。大实满痛者，以三承气汤为主治；只热而无结实之候者，则宜白虎辈；然热极津竭，治热尤须救津。如已虚，增液汤乃是定法；如尚未虚，仍宜与承气合用，然当无寒。

至于寒湿，大都属于太阴虚证，必须培补，四逆理中辈属至要法门。

他如暑温、伏暑、湿温，皆为兼温兼湿、寒热交错之证。湿为热敛，热因湿留，亦即阳明太阴并病之属，必须查明主次：或主行湿以解热，如五苓、猪苓等法；或主清热以利湿，如栀子、泻心等法；如其湿热俱盛，或为滞下，或为黄疸，或为霍乱，仲景书中各有专章论治，学者应相互探讨。慎勿为后世家言所误，谓仲景书只论寒而不讲温也。

下焦篇约言录

（编者按：胡希恕先生所撰"下焦篇约言"缺失，实为遗憾至极）